后天之本

陈嘉放 编著

中医古籍出版社
Publishing House of Ancient Chinese Medical Books

图书在版编目（CIP）数据

后天之本 / 陈嘉放编著. — 北京：中医古籍出版社，2024.5
ISBN 978-7-5152-2777-1

Ⅰ.①后… Ⅱ.①陈… Ⅲ.①中医医学基础 Ⅳ.①R22

中国国家版本馆CIP数据核字（2023）第223409号

后天之本

陈嘉放　编著

策划编辑	杜杰慧
责任编辑	张雅娣
封面设计	蔡　慧
出版发行	中医古籍出版社
社　　址	北京市东城区东直门内南小街16号（100700）
电　　话	010-64089446（总编室）　010-64002949（发行部）
网　　址	www.zhongyiguji.com.cn
印　　刷	北京市泰锐印刷有限责任公司
开　　本	710mm×1000mm　1/16
印　　张	13.25
字　　数	220千字
版　　次	2024年5月第1版　2024年5月第1次印刷
书　　号	ISBN 978-7-5152-2777-1
定　　价	60.00元

序 Preface

生命之本与疾病之因

陈嘉放先生,聪颖睿智,刻苦勤奋,求学悟道,始终不渝。早年曾从事社会科学研究工作,后投身中医理论实践二十余载。谨守医德,求索医道,躬行实践,活人无算。深感多病不治,皆由病因不明。不知病因,何以为治?抑制症状,切除病灶,替代功能,抗菌杀癌……病因不去,病势反攻,因必为患,卷土重来……

于是历经多年,撰著《后天之本》,完成促进医学之研究,以期救助患者之心愿。本书从霍金谈起,到重审后天之本,用大量事实论证了疾病学之重大缺陷,并广泛涉及心脑血管病、高血压病、肺纤维化、高血糖、老年痴呆、帕金森病、新型冠状病毒肺炎(新冠肺炎)、病毒变异,以及干燥症、氧化与抗氧化、情绪与健康、饮食与健康、幽门螺杆菌、消化系统衰败、抗生素应用、药物副作用等,从而提出了病理学重组之远见卓识。

本书还提出很多重大问题,并结合中医理论加以探讨。如心跳动力从何而来?能量源于何处?怎样还原生命力?何谓自身免疫力?什么是病毒性肺炎,其黏液从何处来?什么是中医之气?什么是血虚血瘀?什么是肝心脾肺肾?什么是先后天之本?这些医学问题面临之长久困惑,导致医学实践之艰难抉择。如此重大问题,堪称世纪之问。

《后天之本》一书中,特别论证了消化系统之重要地位,以及消化系统衰败对生命之影响。若无视消化系统,乃无视后天之本,更何况先天之本……生本病因,医之命脉……本即生命之本,因即疾病之因。本书纲要,一因一本;

直中要害，切中肯綮。本因之惑，医学盲区；本因之解，医学革命！

中华医道，从属大道。通贯空时，通贯动变，通贯自在，通贯天网，通贯本末，通贯无有，通贯虚实，通贯隐显……空动时生，空隐时显，空零时一，空本时末……八动空时：反正虚实，合开圆方；八变空时：幽明隐显，入出升降。人本生，生本气，气本神，神本时，时本空。人体之本生命，生命之本神气，神气之本空时。自本在末，自始然终。自在天网，纲纪本末：空时机形……时生气和，和数序类……机发化变，变态势象……形器基物，物光微体……体全分件，件单组配……

医生命道，非人体学；医和生道，非斗病学。医乃生命之道，而非人体之学；医乃和调生命之道，而非斗争疾病之学。医空时道，非结构学；医神气道，非功能学；医动变道，非指标学……医乃生命空时神气动变之道，而非人体结构功能指标之学。医道于生命境域，即求生命之本，和生命之神……调疾病之因，平疾病之机……

中华医道（中华医道）入门三径：调神、认字、悟道。认字，须知中华六真：中华真符、中华真字、中华真文、中华真名、中华真言、中华真经。中华真文（中华日文），文字之原，文化之本，文明大成。

中华真文 医（医）字，符示虹化变通……寓示包容、融合、蕴藏，调和自然、生命、社会之变化，使之通隐、通虚、通本、通空……

中华真文 道（道）字，符示动变通限……空时动变，本末通限……"道"标志空时，标志动变，标志本末，标志通限（通本限末，通无限有，通虚限实，通隐限显……）此乃大道（大道）之道，常道之道原于道。

中华五藏（中华五藏：义心墨市囟）通贯天网（天网）：空藏、时藏、神藏、气藏……数藏、序藏、类藏……机藏、化藏、变藏……态藏、势藏、象藏……形藏、器藏、物藏……光、微藏、体藏……中华真文 藏（藏）字，符示圜变机发……虚空交变，神机发动……空时五藏，非肉件脏；神机五藏，非结构脏……

肾本先天，脾本后天（肾市才天，脾市华天）。其在神藏（多藏）：

肾志、心神、脾意、肝魂、肺魄。志室、神堂、意舍、魂门、魄户。室隐堂显，意舍两厢。后天之本，首当其冲。

其在空藏：肾在虚隐（虚空，隐空）；心在合开（合空开空，入空出空）；脾在圆方（圆空方空，升空降空）；肝肺两间（肝肺在虚实隐显两间出入往来）。

其在气藏（☲ ☵）：肾（☵）寓示发生、统摄……脾（☷）寓示演变、运化……一切自然、生命、社会之发生、统摄境域，皆归属于肾；一切自然、生命、社会之演变、运化境域，皆归属于脾。所以，"肾乃先天之本，脾乃后天之本"。

六淫七情，劳作伤损，嗜欲过度，饮食不节，细菌病毒，变态反应……内外境异，而非病因。适则和顺，不适违逆；和顺正健，违逆邪病。和正违邪，和健违病；顺正逆邪，顺健逆病。神气违逆，数序违逆……化变违逆，态势违逆……形器违逆，光微违逆……此乃病之因。体——全分件（全体、分体、件体，包括整体、系统、部件），件——单组配（单件、组件、配件，包括生物分子、组织细胞、肉件器官），其所见异常，皆病之结果。

中华医道，和病三境（☩，☩，楷书皆作"和"，左☩和本，右☩和末）：因机证、患医生、调平治。患调因，医平机，生治证。患者调和病因，医者平和病机，生命治和病证。生命具有自稳、自限、自调、自生、自化、自和之自在（☩）。医生之责任，即在于调动这一生命自在。中华医道之目标，在于促进自然、生命、社会之全网自主显现、全网自由回归（☩，自本由归），全网自行和谐……

如果盲目针对人体结构、功能、指标……就会无视生命空时、神气、数序……人类迷失了自己，对生命知之甚少。越是执迷不悟、穷追猛打……越是远离生命、远离健康……犹如放纵物欲，竞争掠夺……毁坏自然之同时，肆意毁坏生命……

生命在呼唤，健康在呼唤！呼唤生命之自然和谐，呼唤生命之自然健康！自在永恒，大道永恒，生命永恒，医道永恒……人类觉悟之时，生命回归之时。人类文字启蒙，人类大道启蒙，人类医道启蒙，人类养生启蒙……只有进行人类健康再教育，才能实现人类之自然健康！

人人知医，人人自医；人人知道，人人养生……何畏病毒，何畏瘟疫，何畏疾病，何畏灾难？人类在呼唤，未来在呼唤！呼唤人类之光明前途，呼唤人类之未来文明！

傅景华浅识于辛丑元朔

前言 Preface

二十多年前，几个朋友极力劝我写一些有关中医方面的东西。一来本身不是科班出身，才疏学浅。上有《黄帝内经》，下有名家医案，自己怎敢班门弄斧？二来有许多问题尚未将思路理顺，许多问题有待实验及实践证明，无根无据的情况下，岂不是尚空谈？故几次提笔，又因各种原因未能继续。

随着时间的推移，自己发现有这样一种怪现象：许多现代医学文献记载无法治疗的疾病，历经时日都被中医药等传统方法治好了；无法控制的症状被控制住了；无法逆转的现象也被逆转了。如果这种现象只出现一次两次，我们可以认为这是偶然现象。但是如果这种现象反复出现多次，我们可能就要问一个为什么了。去图书馆查阅了许多现代医学文献，却找不到答案。向一些人讨教其原因，得到的回答往往是似是而非的：碰巧了。或是：原来的诊断错了。这种回答当然不能令人满意。查阅了大量资料，并经过长期的冷静的思考之后才发现，或许：这是一个有待深入研究的病理学问题。

现代就诊，医生一般会听患者主诉，结合各种化验结果，对号入座，该消炎的消炎，生肿瘤的该切除的切除，该化疗的化疗。根据是什么？化验的结果和科学研究所总结出的经验。有什么问题吗？没有。这样直接的关系和逻辑是再简单不过的了，考试时一定要打满分的。许多年以前，一位从事科学工作的朋友问我："头痛医头，脚痛医脚。错在哪儿了？"是啊，从这一简单的逻辑关系看来，头痛不医头你医什么呢？

现在我们来看以下的例子。在一处低洼且略潮湿的地面上盖起一座仓库。仓库盖好投入使用之后，里面储存的物品经常会产生霉变。于是我们会经常使用消毒清洁的方法来清理霉变的物品，去除霉斑。有错吗？没有。因为我们看到的霉斑是问题的所在，霉斑便成了清理工作的目的。但是，用不了多久，霉斑就又会在储存的物品上出现。于是，我们就不得不隔三岔五地做这种清理的工作。然而，真正的原因——低洼潮湿的环境——由于没有得到改善而一次又一次地促成了霉斑的生成，这一点却被忽略了。如果我们明白了这个道理，可能就会选择另一种做法，在一开始就把仓库的选址因素考虑进去，避开低洼潮湿之地，免生后患。这一种考虑也和中医之中的——治未病——是异曲同工。从这一例可以看出头痛的原因不一定在头，脚痛的原因也不一定在脚。如果我们不究其源不查其因，只是一味地头痛医头脚痛医脚，治疗便可能酿成大错，不仅使明白人贻笑大方，更严重的是很可能误人性命。关于这一点我们在书的正文中还会提及。

在实践中，如果一种不可能治愈的病症被治好了，我们说这有可能是偶然现象。但如果这种"偶然现象"反复出现，那它就不一定是一种偶然现象了。其背后很可能藏着某种道理，某种能够揭示这一事物规律的道理。也正是这种反复出现的现象最终促使我决定将某种可能的道理写出来。在此之后，翻看了不少医学方面的书籍，将重点放在了现代病理学上。让我扫兴的是，现代病理学结论的来源是尸体解剖的结果。我承认尸体解剖能够揭示某些致死或致病的因素，但并不是全部。我们翻开现代病理学著作就会发现许多疾病的发病原因不明。试想，对于发病原因不明的疾病我们都在治什么呢？是不是有点"细思极恐"的感觉？是不是有点被涂抹了万金油或被贴了块创可贴来治病的感觉？

2019年末，新冠肺炎在世界范围内飞速地扩散蔓延，以它锋利的剑刃疯狂地收割着世界各国人民的生命。老弱首当其冲，少壮亦未能幸免。面对凶险的疫情，白衣使者竭尽全力地工作着，许多人在这一战场上呼出了自己有生之年的最后一口气，带着遗憾告别了自己为之献身的岗位。科学工作者也开足了马力，夜以继日地研制药物、疫苗，为人类的福祉忘我地工作着。突然想到，防疫工作是否应该有可能纳入我们的日常公共卫生的工作中来呢？在疫情尚未爆发之际就把它控制住呢？如果我们在平时就注意到维持人体的平衡，像新冠肺炎之类的瘟疫是否就比较难造成如此巨大的破坏呢？

我们知道，疫苗的研发是有针对性的。针对某种病毒的标记使人体的免疫功能能够通过这些标记而识别该病毒，从而调动人体的免疫力群起而攻之。但问题是，我们现有的对病毒的了解虽然已经异常烦冗，却远远没有穷尽对病毒种类的划分。此外，已知的病毒也还在不断地变化，也就是说在产生着变异。

那么变异是否也包括病毒所携带的标记呢？研究认为，我们很难将这些变化排除在外。这样一来就产生了一个问题：如果病毒产生了变异，疫苗还能根据过去的标记识别变异之后的病毒吗？如果变异的部分不包括标记的部分，人体的免疫力应该能顺利地完成任务，如果变异的部分包括了作为标记识别的部分，人体的免疫力就可能会迷失方向，不能有效地识别这些经过"化妆"的入侵者。这样一来，科学工作者就不得不重新认识了解这些经过"乔装打扮"的入侵者，并尾随其后，根据变异后的标识重新设计新的疫苗。可能事物本身的规律就是要这样周而复始吧。

现在换一个角度，或许我们可以觉得：既然我们不能在身体内杀死病毒，那我们是否可以做些预防的事儿呢？有可能。我们注意到：①病毒怕热；②不是所有接触病毒的人都会染发疾病，免疫力强的人就很难发病；③病毒有自己的寿命，时限一过，病毒就可能不消自灭。如果将这几个条件及其他信息联系起来，就会发现，新冠病毒只有在适合的环境和条件下才能够生存、发展、扩散，最后才会对宿主产生伤害。如果环境条件不适合病毒的生存和发展，病毒的扩散及对宿主产生伤害就根本谈不上了。这可能就是所谓的：不战而屈人之兵吧。如果是这样，人体免疫力的强弱就成了病毒能否适应和发展的关键，也就是我们前面提到的环境和条件。也就是说，如果环境和条件不适合病毒的发展与扩散，病毒就有可能自行消亡了。这是否能够解释为什么有人没有罹患某种疾病却已经对该疾病产生了抗体呢？我们期待更多的观察和研究来回答这个问题。

人体免疫力的强弱取决于个人平时的营养摄入及起居作息习惯。营养充足，体魄强健，人的免疫力就会比较强，反之亦然。从这一逻辑推理中我们就可以看到，人体较强的免疫力来自日常的营养，而营养的摄入则依赖本书所要着重讨论的题目——消化系统，也就是中医所说的"后天之本"。提起消化系统可能有不少人会产生这样的疑问：新冠病毒伤害的主要是人的肺，如果说是呼吸系统恐怕还能沾得上边，消化系统？

我们先不忙着展开辩论，也不要轻易下结论，先来看一看新冠肺炎患者所拥有的一些症状以及现代医学的一些发现。首先患者会出现发烧、咳嗽、气短、腹泻、乏力等症状，与流感的症状差不太多。但尸检发现，新冠肺炎患者的肺中充斥着大量的黏液，这些肺里的黏液阻断了氧气进入血液的通道，患者最终出现呼吸困难并窒息致死。看到这一结果我们是否会产生这样的疑问：这些黏液从何而来？

没有人会无缘无故地向身体内注水，更不可能直接向肺里面注射这些黏液。患者又没有置身于大量的液体之中，即使有游泳的经历，皮肤也不可能吸收如此大量的液体。这样一来就产生了一个问题：这些黏液从何而来呢？有人可能会说：是在病毒的刺激下通过肺叶细胞分泌的。乍一听起来，似乎很合理，于是便有了某种理由将病因归罪于病毒。但仔细一想，又不尽然。因为没有新冠病毒时，心肺积水、肺气（水）肿、肺炎、哮喘、肺纤维化的早期都可以发现类似的现象，这又是为什么呢？难道黏液会无缘无故地进入肺里吗？在这里我又想起了我们前面提到的"头痛医头，脚痛医脚"的例子。现在医学界普遍关注的新冠病毒对人体的侵害是在肺上，也就是说咳嗽、发烧、呼吸困难、肺里有大量的积液等症状把医者的注意力引向了肺。但如果我说"这一切的根源是因为消化系统的功能衰败造成的"会有人相信吗？乍一听起来这一说法好像有点太风马牛不相及了。如果说这又可能成为一个驳斥"头痛医头"论的案例，那么就请耐心的读者静下心来，读完这本书，看看这一系列的分析、推理是否能够言之成理。

简而言之，现在医学界普遍认为新冠肺炎患者一般都是因为免疫力欠缺才被感染发病。这一点或许可以解释为什么老年人和患有基础病的人容易被感染，且致死率要高于其他年龄组的人的原因。人的免疫力之强弱极大地依赖于一个人的血液（中医统称之为"气血"），气血强盛则免疫力较强，反之亦然。提到气血，有研究发现，人体的平均体温已经比150多年前降低了。经过仔细地校对和研究，认为这一下降应该排除检测工具、环境及测量时间的干扰。研究的结果确实反映了一个当代的现实：人的平均基础体温降低了。

谈到人的正常体温，忍不住想多说几句看似无关却又有关的话。我们知道医学上有一个词：hypothermia（低体温）。为什么会出现"低体温"呢？现在医学界一般认为环境的低温是造成人体低温的主要原因，例如气温很低，人落水后体温下降，平时没有注意衣服的增减等。当然这里所说的低温是指体温低于或等于35℃。在这种情况下人就会产生诸多如浑身发抖、胸闷气短、鼻流清涕、言语迟涩、举止磕绊、思维恍惚等现象。医学界认为造成这些症状的根源在于①环境温度过低；②人体外保护层过少，也就是衣服穿少了。

那么人体本身的某些变化会带来什么结果呢？现在一般认为：如果你没生病，就不会有问题。我们习惯于这种定势思维太久了，以至于我们的思维很难跳出某种局限，看一看圈外的情景是什么样子。

我们都知道人体的温度是靠血液来维持的，这也就是为什么人死之后身体会慢慢冷下来的原因之一。人的体温经常保持在一定的水平，或高或低的体温都预示着可能有问题出现。这样一来，当人体的温度降低时，是否会预示着人的血液量不够了呢（一个新概念，书中会进一步讨论）？如果是这样的话，当人体的温度长久地处于一个相对低的状态时，人体的各项功能是否会受到影响呢？长此以往，如果各项功能受影响，人的免疫力是否也同样会受影响？按照这一顺序继续推下去，人体温度的降低可能表示着人的免疫力下降，而免疫力的降低则可能与人体内血液量是否充足有关，而血液量的充足与否则与人的消化功能的好坏有着极大的关系。

这样一来，新冠病毒的感染与消化系统之间的关系是不是就稍微顺一点了呢？从宏观看来，新冠病毒是一种客观存在，不管你愿意不愿意，病毒一直在这个世界上寻找着宿主。如果超过了一定的时限仍没有找到适合它发展传播的宿主的话，病毒可能就会自行消亡，失去活力。如果在病毒消亡之前找到了合适的宿主（免疫力虚弱的人体或环境适合的物体），虚弱的免疫力无法与病毒抗衡，病毒便在这合适的环境中发展、繁衍，以至最终对宿主造成某种伤害，乃至宿主的死亡。从这一角度出发，隔离的手段是有效且必要的。除此之外，在病毒安营扎寨之前，作为宿主身上的免疫力又从哪里来？来自血液的充足。而人的血液从哪里来？来源于营养的摄入。那怎样才能使人的血液充足？一方面是有丰富的食物，另一方面则是人一定要有一个强健的消化功能，没有一个强健的消化功能，再富有营养的食物都可能会穿肠而过。也就是说，离开了这最后的一点，其他的有关免疫力的问题就无从谈起。

消化系统真这么重要吗？请大家有点耐心，我们现在一起来讨论这个问题。本书将从人体最基本的几个要素谈起，逐步进入对现代医学所认为的不明原因、无法医治的疾病的讨论（因为所有提及的疾患都有被治愈的先例，且不止一例，至少是可以控制的）。在讨论中也提出一些可供继续研究、有待证实的题目，希望能够起到抛砖引玉的作用。本书最终的目的，是在通往一个新的、现代的、对活体人的病理学的道路上迈出这艰难的第一步。

本书引用的资料来源：①正式出版的学术书籍、期刊；②信誉及可靠程度较佳的网络资料；③辞典等工具书；④其他媒体。所有资料来源，包括数据、图表均注明出处。我在正式落笔之前，曾在图书馆找资料，后来发现自己找的一些资料只是网上比较严肃网站信息中的一部分，旋即转而在网上找，找到有关的信息后再在学术刊物上印证，并将其综合叙述或简译出来。因为自己不是医学科班出身，有些词汇的意思不知是否在专业人士眼中有"歪批"之嫌，故将有些原文（英文）一并引出，供比对参照。

在此我要感谢长期以来给我鼓励的M.A & P.C Schultz, Carol & Chip Lewis, Hildegard & Rich Timberlake以及其他众多的朋友们。承蒙傅景华教授厚爱为本书作序，与他接触受益匪浅，特予致谢。感谢台湾消化系医学会苏德轩先生提供的宝贵研究资料，FFDAZ等提供的电脑技术方面的支持，本书的顺利完成与他们的帮助分不开。我要感谢胞妹陈美幸，家中妻女的支持，没有他们的努力本书的完成是不可能的。最后我还要感谢中医古籍出版社使本书的刊印发行顺利完成，得以与读者见面。

目 录 Contents

引 子

从霍金谈起 / 002

一些被忽略的基本概念

什么是ALS？ / 008
ALS为什么会产生这种状况？ / 010
血液的"量" / 013
血液"量"与"血虚" / 017
血虚，血瘀，血热与血液pH / 021
再谈血瘀 / 024
血热与血液的pH / 027
心脏为什么跳动 / 031
电与心脏搏动 / 034
动力何来 / 037
什么是气 / 040
还原"生命力" / 046
能量何处来 / 050

功能系统 / 054

联系的根据 / 059

先天之本与后天之本 / 061

从病因分析看后天之本

谈生冷之害 / 066

肥胖症 / 069

生冷与肥胖 / 073

《中国研究》 / 074

可能的佐证 / 076

另一个极端的反证 / 079

自身免疫性疾病 / 082

多系统萎缩症与肺纤维化 / 091

肺　癌 / 096

脑　瘤 / 100

帕金森病与老年痴呆症 / 103

心血管疾病 / 108

高血压 / 111

高血糖（糖尿病） / 112

新陈代谢与消化系统 / 118

致病的外因与内因

细菌，病毒及其他外界因素 / 124

抗生素及药物 / 126

浅说副作用 / 129

幽门螺杆菌 / 131

瘟疫与幸存者 / 135

免疫力与疾病 / 143

后天之本在病理学中的地位

胃及胃酸 / 150

一个对进化的研究 / 155

衰老的问题 / 162

"氧化"与"抗氧化" / 171

情绪与健康 / 181

重审"后天之本" / 190

尚未结束的结束语 / 194

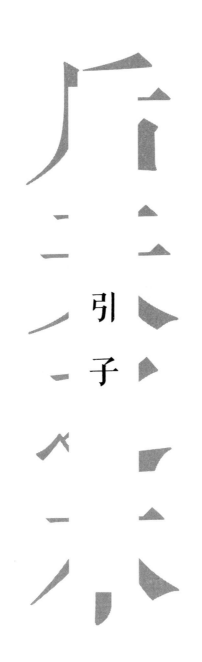

引子

从霍金谈起

记得若干年前的一天,两个女儿吵着要去看电影《万物理论》,由于自己不常看电影,不知道电影的内容,也就没有在意,让她们自己去看了。女儿们回来后告诉我那是一部很好的电影,建议我有空可以去看一下,自己听了之后也仅一笑了之,没当回事。一次偶然的机会,在回中国的途中发现飞机上放映这部影片,为了消磨时间便从头到尾地把这部影片看完了。这的确是一部很好的影片,影片中的主人公并非虚构,在现实社会中确有其人,讲的是英国科学家霍金的故事。霍金的生平事迹是既平凡又独特,他对科学的那种敬业精神的确感人至深,但更能吸引我的却是他所患的疾病,一种能使世界一流的科学家致残,且至今全世界都无法治疗的疾病。

霍金的病是怎么回事呢?让我们先来看一看谁是霍金,他又得了什么样的疾病。

霍金(Stephen Hawking)于1942年1月8日出生于英国牛津。1959年17岁的霍金入读牛津大学的大学学院攻读自然科学,用了很少时间得到一等荣誉学位,随后转读剑桥大学研究宇宙学。1963年,21岁的他不幸被诊断患有肌肉萎缩性侧索硬化症(即运动神经细胞病)。

当时,医生曾诊断身患绝症的他最多只能活两年,可他一直坚强地活了下来。疾病将他禁锢在轮椅上,只有三根手指和两只眼睛可以活动。他的身体严重变形,头只能朝右边倾斜,肩膀左低右高,双手紧紧并在当中,握着手掌大小的拟声器键盘,两脚则朝内扭曲着,嘴几乎歪成S型,只要略带微笑,马上就会现出"呲牙咧嘴"的样子,这已经成为他的标志性形象。他不能写字,看书必须依赖一种翻书的机器。读活页文献时,必须将每一页平摊在一张大办公桌上,然后驱动轮椅如蚕吃桑叶般逐页阅读。但即使在这种状态下,他仍在一次手术后的几天内又写下了世界名著《时间简史》。在之后的数十年中,他逐渐全身瘫痪并失去了说话能力。

可以说在科学界,霍金是一名天才。可天才居然被疾病折磨成这种样子,实在令人扼腕叹息。那么霍金到底患的是什么疾病呢?在查询中找到了介绍霍金所患疾病的信息，我们摘取讲他疾病的内容，引述如下。

残障恶疾

霍金患有一种不寻常的早发性、慢发性肌萎缩性脊髓侧索硬化症，这种疾病俗称渐冻症。几十年来，由于这疾病，他的身体缓慢地瘫痪。这疾病开始于霍金在牛津大学读书的最后一年，那时，他发现自己动作越来越笨拙，时常不知缘由地摔跤，划船也变得力不从心，有一次，他还从楼梯上摔下来，头先着地，造成暂时的记忆力轻微丧失。在剑桥大学时，他的状况更加恶化，讲话都有些含糊不清。霍金的父母亲也注意到他的健康问题，带他去看专科医生，在21岁时，医生诊断他患有肌萎缩性脊髓侧索硬化症，只有两年好活，但是，两年光阴飞驰而去，他仍旧活着，很奇妙地，病情的恶化渐渐地缓慢下来。

不知是什么原因，在20世纪60年代后期，霍金的身体状况又开始恶化，行动走路都必须使用拐杖，不再能定期教课。由于霍金逐渐失去写字能力，他自己发明出一种替代的视觉性方法，他在脑里形成各种不同的心智图案与心智方程，他可以用这些心智元素来思考物理问题。物理学者维尔纳·以色列表示，霍金的思考过程，有如莫扎特只凭借想象就写出一整首极具特色的交响乐曲。

霍金不愿对恶疾低头，甚至不愿接受任何帮助。他最喜欢被视为是科学家，然后是科普作家，最重要的是，被视为正常人，拥有与其他人相同的欲望、干劲、梦想与抱负。洁恩后来说："有些人称这为决断，有些人称这为固执，而我曾经在很多时候称这为既果断又固执。"60年代末期，经过不断劝说，霍金才同意使用轮椅，后来，朋友们都知道他是个危险司机，他时常会肆无忌惮地冲过马路，似乎以为自己拥有优先权。霍金很受欢迎、很具幽默感，但是由于他的疾病与他治学时的不客气态度，有些同事选择与他保持距离。

霍金的言语功能逐年退步，到了70年代后期，只剩下他的家人或密友能够听得懂他的话。为了与其他人通话，他必须依赖翻译。在霍金的办公室门口，没有设置专门给轮椅通行的残障坡道，剑桥大学不愿负担搭建残障坡道所需的款项，因此霍金与剑桥发生争执，他与妻子共同发起活动敦促剑桥改善残障设施。但是，对于扮演残障权利代言人这角色，霍金的态度通常模棱两可，一方面他很想帮助残障族群，另一方面又想把自己跟残障和残障所伴随的挑战分开。他的这些态度引起了一些批评。

霍金在1985年拜访欧洲核子研究组织时，感染了严重的肺炎，必须使用维生系统。由于病况危急，医生询问洁恩是否应该终止维生系统的运行，洁恩的答案是"不"，替代方案是霍金必须接受气管切开术。这手术可以帮助他呼吸，但他从此以后再也无法发声。手术后，在加护病房疗养一段时间，霍金才被准许出院，但他需要全天24小时看护，费用非常昂贵。尽管英国国民保健署可以给付疗养院费用，可是洁恩还是决定带霍金回家。索恩知道霍恩的病况后，建议他们寻求友人默里·盖尔曼的帮助。那时，诺贝尔奖得主盖尔曼是麦克阿瑟基金会的董事，麦克阿瑟基金会慷慨地答应负担所有医护费用。洁恩请到了三班护士轮流看护霍金，其中一位护士伊莲·梅森后来成为霍金的第二任妻子。

霍金不再能讲话，必须用特别方法传达信息，对方一手拿着一张字母卡，另一手一个字母一个字母地指，当指到霍金想要的字母时，霍金会扬起眉毛，这样，可以慢慢地把整个单词拼出来。后来，电脑专家华特·沃特斯送给他一个称为"平等者"的程式，可以让他在屏幕上选择单字、单词或字母。平等者大约有2500～3000个单字，并内建了一个语音合成器。平等者本来是执行于台式电脑，护士伊莲的先生大卫·梅森是电脑工程师，大卫在霍金的轮椅上设置了一台小电脑，并且将平等者安装在小电脑里。这样，霍金就不再需要找人做他的翻译，霍金很高兴地说："与在我失去说话功能前相比，我现在可以更如意地传达信息。"霍金仍旧可以稍微操控他的手来开启开关，每分钟大约能给出15个单字。每一次演讲前，他会事先准备好讲义，然后用语音合成器把内容发表出来。有些人觉得语音合成器给出的声音具有美国或斯堪的那维亚口音，霍金原本希望换成英国口音，但后来习惯了，反而觉得那就是他的声音。

霍金的健康仍旧在缓慢恶化，2005年，他开始使用脸颊肌肉的运动来控制他的通信设备，每分钟大约可以输出一个单字。由于这疾病很可能引起闭锁综合征，霍金正与神经学专家研发出一套新系统，让电脑将他的脑波图样翻译为词句。2009年，他不再能独立驾驶他的轮椅，他的呼吸越加困难，时常需要使用人工呼吸器，还有几次严重到需要去医院诊疗。

（引自：http://baike.baidu.com/link_url=aSo5CRk0kUSVNm3gUuUX1JcYTpik3DZZZJh5Wvn4NX8_-Z6avGBu6AB4KTuONppiSM5nJCw_Mx8MAOdvxmr1iK1Q-rl4jgXU_ktWKj1bm4d3wScdPghixvemXWwcI33ryKYos6GZ3ml9VNrZxhm7oq）

从以上基本的介绍来看,我们可以了解到霍金患了一种叫作"慢发性肌萎缩性脊髓侧索硬化症"的病(Amyotrophic Lateral Sclerosis),英文简称ALS。那这是一种什么样的疾病呢?

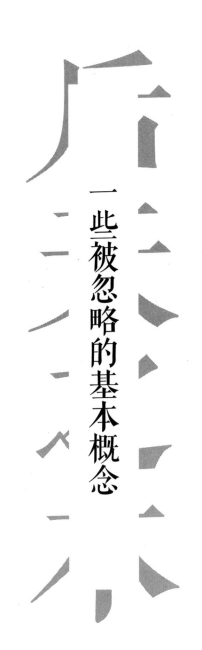

一些被忽略的基本概念

什么是ALS？

什么是ALS呢？美国有一个非官方的、由民间自发组成的组织，名称就是"慢发性肌萎缩性脊髓侧索硬化症协会"，也就是ALS协会。协会的会员大都是患者或患者家属，再就是关注此疾病的研究人员，医务工作者等。据该协会的网站介绍，ALS的基本情况如下（为方便协助ALS会员、非会员以及对该疾病关注之人互相交流对疾病的治疗和体验的经历，美国ALS协会将ALS的基本信息放到了网上）。

ALS, or amyotrophic lateral sclerosis, is a progressive neurodegenerative disease that affects nerve cells in the brain and the spinal cord. A-myo-trophic comes from the Greek language. "A" means no. "Myo" refers to muscle, and "Trophic" means nourishment – "No muscle nourishment." When a muscle has no nourishment, it "atrophies" or wastes away. "Lateral" identifies the areas in a person's spinal cord where portions of the nerve cells that signal and control the muscles are located. As this area degenerates it leads to scarring or hardening ("sclerosis") in the region.

Motor neurons reach from the brain to the spinal cord and from the spinal cord to the muscles throughout the body. The progressive degeneration of the motor neurons in ALS eventually leads to their demise. When the motor neurons die, the ability of the brain to initiate and control muscle movement is lost. With voluntary muscle action progressively affected, people may lose the ability to speak, eat, move and breathe. The motor nerves that are affected when you have ALS are the motor neurons that provide voluntary movements and muscle control. Examples of voluntary movements are making the effort to reach for a smart phone or step off a curb. These actions are controlled by the muscles in the arms and legs.

There are two different types of ALS, sporadic and familial. Sporadic which is the most common form of the disease in the U.S., is 90 – 95 percent of all cases. It may affect anyone, anywhere. Familial ALS (FALS) accounts for 5 to 10 percent of all cases in the U.S. Familial ALS means the disease is inherited. In those families, there is a 50% chance each offspring will inherit the gene mutation and may develop the disease. French neurologist Jean-Martin Charcot discovered the disease in 1869.

（引自：http://www.alsa.org/about-als/what-is-als.html）

简译

　　ALS，慢发性肌萎缩性脊髓侧索硬化症，是一种大脑及脊椎神经慢性退化的疾病。在希腊文中，A意为"不"。Myo指"肌肉"，Trophic意思是"营养"，这个词的意思就是"肌肉营养不良"。当肌肉缺乏营养就会产生僵化，从而萎而不用。Lateral则有助于我们确认在一个人的脊椎上释放信号的神经和肌肉的部位。当这一部位产生疤痕组织或硬化时，其相应的功能便丧失了。

　　大脑通过脊椎的神经元把信号传播到全身的肌肉，在ALS患者身上，神经元持续性的退化最终导致其僵死。在神经元僵死时大脑发出传送信号与控制的功能也随之丧失，随着对肌肉控制的功能丧失，人的言语、进食、活动及呼吸的功能也最终会丧失。这一类的行动包括伸手去拿手机、上台阶等。这些行为都受上下肢的肌肉所控制。

　　ALS可分两大类，随机发作与家族遗传。随机发作最为常见，在美国约有90%～95%的病案属于这一类。家族遗传属于遗传性疾病，每个家族成员都有50%的机会继承这种基因变异而致病。法国精神病学家Jean-Martin Charcot于1869年发现了这一疾病。

　　那么，ALS患者都会出现什么样的症状呢？据美国ALS协会网上可以搜索到的信息显示，ALS的症状大概包括：

　　Symptoms can begin in the muscles that control speech and swallowing or in the hands, arms, legs or feet. Not all people with ALS experience the same symptoms or the same sequences or patterns of progression. However, progressive muscle weakness and paralysis are universally experienced.

　　Gradual onset, painless, progressive muscle weakness is the most common initial symptom in ALS. Other early symptoms vary but can include tripping, dropping things, abnormal fatigue of the arms and/or legs, slurred speech, muscle cramps and twitches, and/or uncontrollable periods of laughing or crying.

　　When the breathing muscles become affected, ultimately, people with the disease will need permanent ventilatory support to assist with breathing.

　　Since ALS attacks only motor neurons, the sense of sight, touch, hearing, taste and smell are not affected. For many people, muscles of the eyes and bladder are generally not affected.

（引自：http://www.alsa.org/about-als/what-is-als.html）

简译

（ALS）的初期症状往往从控制言语，吞咽，及四肢活动的肌肉开始。症状的表现因人而异，发展的形式也不尽相同。但是，肌肉软弱无力乃至废而不用却是普遍现象。

ALS初起时进展缓慢，患者一般无痛，肌肉渐趋虚弱为多数患者的初期症状。其他早期症状包括容易脚底拌蒜、走路不稳、无缘无故地掉东西、四肢极为疲乏无力、言语含混、肌肉抽筋震颤，或时有难以自制的哭笑等。

当病势发展至呼吸系统，患者就只能永久地依靠人工肺来帮助呼吸了。

因为ALS只影响人的运动神经元、视觉、触觉和听觉，味觉和嗅觉一般不受影响。许多人眼肌和膀胱肌一般都不受影响。

ALS为什么会产生这种状况？

在初步了解了ALS的大概情况之后，可能有人会问：为什么会产生这种状况呢？发病的原因是什么呢？难道我们现在的科学还不够发达吗？遗憾的是，我们的科学现在已经能够把人送上天，载人的机器可以潜入深海，我们可以看到生物的基因链，并开始逐步破解生物基因链的密码，但是我们还没有将许多疾病的病理研究清楚。那么，除了以上介绍的ALS的症状外，疾病的发病原因中有哪些条件是已知的呢？

在美国ALS协会的介绍中有一条引起了我们的注意，即ALS是由于长期"肌肉营养不良"而逐渐造成的后果。真是这样的吗？如果是的话，肌肉的营养从哪里来呢？

在自然界中，如果某种植物的营养不良（缺少肥料或水分），那么这种植物就会长得比较矮小，相比较营养充足的同类来说就会柔弱很多。这种营养不良的状况往往是因为水分不足、养分缺乏，或因为某种原因而造成的营养合成困难，或吸收困难，等等。在动物世界中，因营养不良而造成的弱小或偏枯的现象也屡见不鲜，只不过在残酷的自然界中，这些动物早就在生长过程中被淘汰掉了。既然植物和动物如此，那么人类呢？

在探讨这个问题之前，我们先来观察一些我们经常可以见到的现象。

我们见到过运动员在快速飞奔的时候，突然腿部肌肉痉挛（抽筋），疼痛难忍，从而被迫停止奔跑，甚至倒地不起。如果此时触摸疼痛痉挛的部位，就会发现痉挛疼痛的部位肌肉紧缩。如果发生在筋腱明显的部位，也同样会出现筋腱抽紧的现象。这里发生了什么事？内行的人很快就会指出，这是因为供血不足。产生这种情况后只要当事人能够放松，或者进行肌肉的按摩，就能较快地缓解这种痉挛。在某些情况下，甚至什么都不做，过一会儿这种痉挛的状况就会自动消失。为什么？

如果我们注意观察自己的周围，会发现，人在饥饿的情况下会感到四肢酸软、无力、面色㿠白，有人会心跳加快，严重时会产生昏厥，医学上称这种现象为"低血糖"（Hypoglycemia）。

请注意，低血糖患者在发病前都会出现"面色㿠白"的现象。这种现象意味着患者至少面部供血不足，"面色㿠白"是一种血液供应不足所表现出来的现象。那么，"心慌"或"心跳加快"是不是因为心脏供血不足而导致的心脏加速工作以期保证供血的现象呢？那么，既然心脏加速工作，供血应该能够得到改善，面色㿠白的现象就不应该出现。同样的道理，大量运动的时候心脏会加速跳动，肌肉的供血也应该充足，因供血不足而出现的肌肉痉挛、抽筋疼痛的现象本来是不应该出现的。这些情况怎么就会出现了呢？如果把同样的道理引入到对ALS的理解上来，是否能给我们什么启示呢？根据这一逻辑的推理，如果ALS的症状主要是因为营养缺乏引起，而肌肉和筋腱的营养供应又是靠血液供应及循环来完成的。那么这些既矛盾但又现实的现象究竟意味着什么呢？

现在对这些现象的某种解释是：这是因为脱水（Dehydration）。血液中缺少水分，造成了血液黏稠，流通不畅，从而引起了肌肉痉挛。注意，这种解释对肌肉痉挛的形成似乎可以言之成理，但对ALS的病因就解释不通了。因为水并不能代替营养。脱水的现象可以通过补水迅速得到缓解，而ALS的症状绝不是通过补水就能够得到缓解的。但是，从身体各部位的营养都要通过血液来提供这一角度来看，ALS的症状很可能是长期的血液供应不足造成。是血液的哪一种成分出了毛病吗？看来可能不是。如果是的话常规的血检很快就会查出，除非所缺少的是某种我们至今尚未了解的成分。那么，这是否可能意味着血液的"量"不足呢？

血液的"量"是一个什么概念呢？仔细翻阅了几本有关血液的专著并在网上搜索了一下，没有发现多少专门关于血液"量"的论述。其实，血液量的概念很早便有人提及，但苦于难以测量，量的概念至今未能引起医学界的重视。20世纪50年代科学家们发明了一种血液量测量的方法，但这种测量方法既耗时间又不甚准确，并且会受到诸多外因、人类赖以生存的需求因素及人体血液循环因素的影响，这种测试法几乎可称为是一种医患两伤的方法。之后又有几种方式出笼，但由于血液量的概念只有很少人使用，测量既耗时又费神，因此在临床上的使用几近于零。（关于血液量的测量参见《The Physics Factbook》一书，1998年收录LanNa Lee的文章"Volume of Blood in a Human"）

既然血液的"量"难以测量，那这一概念是不是就不重要了呢？首先我们来看一看"量"的概念和我们平时在医院所进行的血液化验的区别在哪里。下面我们先来看一个假设的例子。

甲和乙同为好友，在一个风和日丽的早上，各自提了一个不同的容器相约来到北京颐和园。甲带来的是一支小试管，乙带了一个可装五升液体的容器。二人划同一条船荡漾至昆明湖心，几乎是同一时间，同一地点开始取样，甲使用的是小试管，直接从湖中取样；乙则使用可装五升液体的容器取样本。取样回去之后，甲将样本送到实验室A进行化验，乙将五升容器内的液体送到实验室B进行化验。当然，实验室B不可能对所有的五升液体都进行化验，只能从中取出一小点样本进行化验，化验的结果会怎样呢？

如果两家实验室所采用的化验方法相同的话，很有可能，两家实验室的化验结果几乎一样，当然也有可能完全相同，因为二者几乎是同一时间从同一地点取的样，只不过一方是直接从昆明湖中取样，而另一方则是使用一个比较大的容器从昆明湖中取水，然后实验室又从五升容器中再次取样进行的化验。如果仅从化验的结果来看，我们很难分辨出哪一份结果是直接从昆明湖取样，哪一份是从五升容器中取样，但在水的构成或结构上所表现出来的分析结果却是相同的。

同样的道理，现在实验室对血液的化验只反映了血液的构成，而不反映一个人身体内血液"量"的多少。我们都知道，血液的构成在医学上所占的重要地位在某种程度上来说还没有其他手段可以代替，在现代医学中，很多对疾病的诊断要依靠对血液的化验来完成。例如，看到白细胞升高，患者有可能患有某种炎症，也可能是白血病的问题；看到血糖升高，患者有可能患高血糖（糖尿病）症；看到红细胞或血红蛋白低下，患者有可能患有贫血症等，这些都属于血液结构所反映出来的疾病。但在这里必须提一句，现在实验室化验后得出的贫血结论，与我们讨论的血液"量"的多少不是同一个意思。一般说来，化验得出的贫血结论，其血液量也通常会少。而化验得出非贫血症患者，也就是说在红细胞和血红蛋白正常的情况下，其血量也可能会少。由于缺少血液"量"的概念，在临床诊断上可能会造成一些误诊，因为改变其成分与增加量的方式和途径应该是有所区别的，这种情况在相当广的范围内影响着对疾病的诊断。在以后的讨论中，我们还会经常提及这一区别在实践应用中的重要性。

那么，血液"量"的概念到底有多重要呢？

血液的"量"

从前面霍金的例子可以看出，ALS在发病之初很可能就是因为血液量少。在霍金还是学生之时，"那时，他发现自己的日常行动越来越笨拙，时常不明缘由地摔倒，就连划船也变得力不从心。"很有可能，霍金的肌肉，筋腱，骨骼因为长期缺乏血液的濡养，长期处于一种营养缺乏的状态，这才随着时间的推移逐渐产生了僵化，硬化，继而逐步失去各自的功能。当然，我现在还拿不出足够的科学及实验证据来支持这一假设，因为还没有这方面的试验与研究。但可以肯定的是，由于缺少营养，生长和发育就会受到影响，这种现象普遍存在。在这里，人的肌肉及筋腱的功能，人体骨骼的发育及功能，都离不开生长发育所必需的养分，支持人体各部位功能的发挥同样也需要各种营养。而食物中的营养并不能直接变成我们的肌肉，骨骼和筋腱，若干种营养要通过人体肠胃的消化吸收才能进入人体。进入人体以后转换成人体造血所需要的原材料，然后人体才能够利用这些原材料制造血液，血液再通过人体的循环系统将营养以血液的形式输送到人体各部位，给人体各部位提供其所需要的营养。与此同时，也是通过循环将人体产生的部分废料及死亡的各种细胞带出体外，从而完成人体各部位的新陈代谢。在这一过程中，可以清楚地看到，人体各部位功能的营养来源恰恰是血液。在正常的情况下，一个人血液充足，他

（她）的身体发育状况就会趋于正常，产生疾病的可能性就相对说来较小。反之，如果一个人的血液量不足，在他（她）的生长发育过程中就会留下某种痕迹，如脊柱弯曲，毛发稀少，肌肤粗糙等。因为血液量的不足，一个人也容易产生某种疾病或某种不适，在某些情况下，人的情绪及秉性也会受到不同程度的影响。

下面我们来讨论几种病，看是否能用血液量的概念来解释和理解其发病的机理。

多发性硬化症（Multiple Sclerosis，MS）是现代医学上的一大难症，让我们先来看一看什么是多发性硬化症。

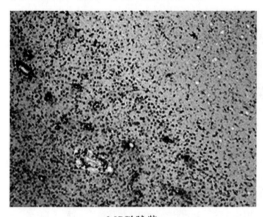

MS脱髓鞘

（图片来源：https://en.wikipedia.org/wiki/Multiple_sclerosis）

MS是大脑和脊椎中神经细胞传导功能的丧失，被称作脱髓鞘症。这种传导功能的丧失会造成一系列体力上，脑力上，精神上的问题。较为独特的如单眼复视或失明，肌肉萎软，触觉或平衡协调能力出现困难等。MS有多种类型，有某一处反复发作的，也有慢性发作的。在某一次病情发作与另一次病情发作期间有可能症状全无，但在病情逐步发展时，才更能感到这种神经系统疾患的存在。

MS的发病原因不明，一般认为与免疫系统功能丧失或神经细胞再生障碍有关。也有人认为遗传因素和环境中的病毒因素可能会引发该病。MS的诊断主要依赖于医学的化验结果和所表现出来的症状来决定。

现在对MS没有有效的治疗手段。现有的手段仅限于发病后的恢复和尽量避免下一次的发作。药物治疗效果不显著，且副作用很大，使很多人不能承受。物理疗法对康复有所帮助，尽管没有足够的依据，许多人仍求助于替代疗法。长期预后难以预料，但女性、年轻发病者、复发者、发病轻微者的预后稍事乐观。与其他人相比，MS患者的平均寿命要短5～10年。

MS是最常见的神经系统免疫疾病。2013年全球约有230万MS患者，发病率因地域和人口之分而有所差异。1990年，全球约1.2万人死于MS，而2013年这一数字上升到2万人。该病常发于20～50岁之间，女性多于男性。MS是由法国医学家让-马丁·夏科于1868年首次发现并进行描述的，Multiple Sclerosis意为"多处疤痕"（Sclerae常指病患或病变），意思是生长在大脑或脊椎上的白色脂肪状物质。世界医学界正在进行多项检测与防治的研究。

  从上面的介绍可以看出，MS与前面谈到的ALS有着极为类似的特征，同时也存在着不同的方面。两种疾病同时存在着肌肉疲软无力，身体某一部位的功能因疾病而逐渐丧失的特点。我们也同时注意到，这两种疾病的英文都含有Sclerosis这个词，这个词表示"疤痕""病变"。在病理解剖时又能够观察到在患者的脑部及脊椎部神经密集的部位会出现"白色脂肪状物质"，那么这种"白色脂肪状物质"在病理上就被认为是非正常的病变。参考正常人的情况就会发现，这些非正常的病变是不应该出现的，正常人的大脑和脊椎上应该是依附着红色的肌肉和筋膜，这种颜色同时也表明这些部位有着正常的供血。在长期供血不正常或者因血液量不足而造成的缺血的情况下，这些部位才有可能逐渐出现其他种颜色，也就是"病变"。从这一推理可以看出，血液的量的充足与否很可能是造成"白色脂肪状物质"出现的原因之一。在这里，我们不排除还有其他因素，关于这一点我们以后还要进行讨论。

  再举一个例子。与多发性硬化症类似的情况还有一种叫作慢性疲劳综合征（Chronic Fatigue Syndrome，CFS）。那么，什么是CFS呢？

  CFS是一种以长期疲劳为主要特征的症状，这一症状妨碍着人们的日常生活与活动，生活质量受到很大影响。虽然有人怀疑生理、遗传、传染性疾病和心理因素或为致病原因，但发病原因及机理至今不明。CFS并非长期体力消耗的结果，而休整也无甚裨益，甚至与其他疾病也无甚关联。诊断也只能基于本人的各种症状而定。

  据估计，美国约有100万CFS患者，英国有大约25万。疲劳无力是许多综合征的常见症状之一，但能达到CFS患者这种程度的疲劳却极为罕见。CFS患者中女性多于男性，在小孩和青少年中不常见。尽管医学界对CFS存在争论，但一般都认为它会对健康产生负面影响。医生、患者及研究人员常会对疾病的名称和诊断标准各执一说，这些说法和疗法往往自相矛盾或缺乏证据。

  那么，CFS到底有哪些症状呢？都是通过怎样的途径表现出来的呢？下面我们来看一看美国疾病控制预防中心（CDC）官方网站所刊载的信息。

Chronic fatigue syndrome (CFS) is a debilitating and complex disorder characterized by intense fatigue that is not improved by bed rest and that may be worsened by physical activity or mental exertion. People with CFS often function at a substantially lower level of activity than they were capable of before they became ill. The cause or causes of CFS have not been identified, and no specific diagnostic tests are available. Therefore, a CFS diagnosis requires three criteria:

1. The individual has had severe chronic fatigue for 6 or more consecutive months that is not due to ongoing exertion or other medical conditions associated with fatigue (these other conditions need to be ruled out by a doctor after diagnostic tests have been conducted)

2. The fatigue significantly interferes with daily activities and work

3. The individual concurrently has 4 or more of the following 8 symptoms:
- post-exertion malaise lasting more than 24 hours
- unrefreshing sleep
- significant impairment of short-term memory or concentration
- muscle pain
- pain in the joints without swelling or redness
- headaches of a new type, pattern, or severity
- tender lymph nodes in the neck or armpit
- a sore throat that is frequent or recurring

These symptoms should have persisted or recurred during 6 or more consecutive months of illness and they cannot have first appeared before the fatigue.

（引自：http://www.cdc.gov/cfs/case-definition/index.html）

简译

慢性疲劳综合征（CFS）是一种使人极度衰弱且极为复杂的病症。此病的特点是睡眠之后不解乏，体力活动或集中用脑之后疲劳加重。CFS患者的日常活动量较之患病前有大幅度降低。发病机理至今尚不明确，对疾病的诊断也没有独特的检测方法。因此，对CFS的诊断主要依赖以下三点：

1.患者已有6个月以上的严重慢性疲劳感，这种感觉并非来自体力的透支或其他兼带疲劳的病症（这些病症应通过检测由医生做出诊断）。

2.这种疲劳已经严重地影响了正常的生活与工作。

3.患者需兼有以下4至8种症状：
- 运动之后浑身乏力超过24小时
- 睡眠不能解乏
- 短期记忆及精力集中能力大幅下降
- 肌肉疼痛
- 关节疼痛但无红肿
- 各种莫名的严重头痛
- 颈下及腋下淋巴触痛
- 咽喉疼痛并反复发作

这些症状需持续或反复六个月以上，并且是出现在疲劳症状之后。

从CDC网站提供的几种诊断所需的症状来看，其中前六种症状都可以被怀疑为与血液循环及供血有关。由于血液缺乏，才会造成"运动之后浑身乏力超过24小时""睡眠不能解乏""短期记忆及精力集中能力大幅下降""肌肉疼痛""关节疼痛但无红肿"和"各种莫名的严重头痛"。那么，是不是因为血液缺少，在劳作和休息之后体力仍不能恢复、肌肉和关节因为供血不足才产生疼痛、记忆力也因供血不足而下降呢？从逻辑的推理来看，完全有这种可能。但为什么医学界在病理学中找不到对这些疾病的解释呢？是因为我们在常规的血检中缺少血液"量"的概念，正因为缺乏这样一个概念，也就没有人去用现代科学的手段对其加以测量，对这些病的病因也就只好暂时"无解"。

这些在现代医学界找不到答案的疾病，是因为病理学家们没有顾及呢？还是现代科学没有发达到能够解释这些疾病的病因呢？由此可能有人会想到古老的中医学中的一个概念"血虚"。

血液"量"与"血虚"

"血虚"是一个什么概念？在"互动百科"网上我们可以找到这样的解释：

血虚：是血液失常的一种表现，是指血液生成不足或血的濡养功能减退的一种病理状态。

血虚的概念从什么时候产生？都包括哪些缺少的内容？谁首先提出这一概念？历史上是怎样应用这一概念的？本文不准备对此一一进行考证，但我们却可以对有些问题进行一下探讨。首先，血虚的概念包不包括血液的量？血虚是否和现代医学中所说的贫血等同？那我们先来看一看什么是"贫血"。

贫血是指单位容积循环血液内的血红蛋白量、红细胞数和血细胞比容低于正常的病理状态。

如果我们仔细观察一下现代血液的检查程序，就会意识到，现代血液化验程序所检查的是血液的结构或构成。在"单位容积循环血液内"的血红蛋白和红细胞只代表这些成分在一定容量的血液中所占有的比例，现有的对血液的检测几乎全都是检查血液中各种成分所占有的比例，这些比例并不能代表"量"。由此可见，血虚和现代医学上的贫血似乎不是一回事儿。我们前面曾用昆明湖水和五升容器中的水的例子来说明比例与总体的量的区别，这一例子如果放在当前对血液中的比例和血液总量的讨论来对照，区别便不言自明了，中医所说的血虚与现代医学血检中的贫血不是同一个概念。

回到我们前面对几种病症的讨论上来。从以上所引用的例子中我们可以发现，不管是ALS，MS还是CFS，都具有一个几乎相同的特点：无力。ALS的患者走路不稳，脚底拌蒜与其说是神经支配的问题，倒不如说有可能是因长期血液量不足而导致的肌肉萎缩和筋腱不能发挥其正常功能的现象。MS的患者肌肉萎软，平衡失调也有可能是长期血液供应不上，造成肌肉和筋腱因长期缺乏营养，缺乏燃料或动力源而无法正常工作。同样的道理，CFS的患者疲劳无力也有可能是长期缺乏血液供应的问题。这里我们可以模糊地看到，ALS，MS，CFS的某些症状可以按中医的理解被划入血虚的范畴，但不一定属于现代医学所定义的贫血范畴。传统中医所说的"血虚"在今天看来很可能既包括了现代医学所说的"贫血"又包括了我们前面所讨论的血液的"量"的概念。血虚在某种程度上包括了贫血的概念在内，但反之却不然。血虚和贫血都会造成人的乏力，疲软等一些表现在人体功能方面的特点。如果这种变化表现得极为缓慢，特征不明显的时候，血虚与贫血二者之间的区别就不太容易被发现。究其原因很可能是血检是在检查血液的结构，结构没有检查出贫血就不一定是血液的问题。而血虚则是另外一个既包含了贫血又包括了血液量的概念。现代的"贫血"与"血虚"之间就是缺少了一个"量"的概念，就这一点来讲，我们可以推出一个可能的结论：贫血不等同于血虚。

为了进一步弄清这个问题，区别血虚与贫血在功能方面的差别，我们再来看一个例子。

2001年，《新英格兰医学杂志》发表了一篇论文。文章指出，老年患者因心脑血管疾病到医院急诊部就诊时，如果当时采取输血的方法进行抢救，则患者的生存概率会大大提高。输血的方法？乍一听会觉得这只是一种不同的治疗方法而已。但实际上，输血的方法也意味着增加患者血液的"量"。患者在血液量提高的前提下，生存概率亦因此而获得提高。文章还注意到，如果患者的HCT指标比较低，输血的效果就很明显，而这一指标较高的人输血的效果就不明显。为了开展下一步的讨论，这里我们先来看一下什么是HCT，它又代表了什么。

HCT（Hematocrit）的意思是"红细胞在血液中所占的比例"。对于正常人来说，男性的HCT值大约在45左右，而女性则在40左右。如果红细胞所占比例较低，人就可能出现医学意义上的"贫血"。《新英格兰医学杂志》这篇论文的作者发现，因心脑血管疾病前来急诊的老年人中HCT值偏低者在进行输血后反应良好，也就是说输血大大降低了这部分人的死亡率，但输血对HCT值正常或接近正常的患者作用就不那么明显。这一研究结果说明什么问题呢？前面我们曾经提到过，现代验血报告中的"贫血"概念在血液结构上所表现出来的是红细胞低，也就是血液量低（至于为什么我们后面还要讨论）。如果仅仅是红细胞低的贫血，靠输血肯定会改善这一状况，那么，HCT值接近正常或完全正常的患者为什么对输血的反应没有那么敏感呢？没有人这样提出问题，该研究也没有测量血液量，对这一问题还无法解答。而另外一种可能性是，HCT值低下既表明了红细胞的缺乏又体现了血液量的不足，在补充了血液量的情况下患者情况很快好转，而HCT值趋于或完全正常的情况下，患者就对输血反应不明显。或许这从另一个角度反映了患者可能有着潜在的其他病因，如心力衰竭等，尽管血液量在短期内得到了提高，由于这些潜在的病因的存在，因而输血的方法对其效果就不明显。

值得注意的是，HCT测量的方法及其含义几乎与我们前面所举的昆明湖蓄水量与五升容器的例子是异曲同工。也就是说，HCT所代表的是血液的结构或构成，而不是血液的量。由于技术上的原因，血液量的测量相对来说比一般的血检要复杂得多。为此，现代医学的诊断在没有特殊原因的情况下一般不会测量血液的量，或者干脆将其抛弃不予考虑，这也可能是许多慢性疾病得不到正确的诊断和治疗的关键原因。血液量成了现代医学视觉中的一个死角，这也可能是妨碍现代病理学进一步发展的羁绊之一。在病理学研究远远落后于临床的情况下，临床的实践只能是一种摸索性的实践，病理失去了它对实际应用的指导作用。

"血虚"是中医学中一个古老的概念。由于中国的文字历史悠久，任何一个人都会轻而易举地发现古汉语与现代汉语之间的区别。古汉语中短短的几句话，翻译成现代汉语却往往是好几句话，且字数要多出很多。古汉语中的一个字或词的意思往往涵盖着众多现代语言的意思，不像现代汉语那样可以比较精确地用词语来定义某一样东西。古代汉语使用的词汇所涵盖的意思却往往是多重的，有时也会是模糊的、难以言喻的。从这一角度来看，中医的"血虚"一词应该是包含了现代医学中所说的"贫血"（血液的结构）和"血液量"概念的，也就是说包括了结构与总量的概念。当然，也可能还包括了一些我们现在还没有意识到的概念。

一个正常人的血液量到底有多少？一般是采取估计的方法。根据个体差异，一个人的血液量大概可以估算为5000毫升左右。但是他（她）本来应该有多少血，对现代医学来说是一个模糊的概念，忽视血液量的现象在日常的医疗活动中比比皆是，随手就可以举一个常见的例子。当一个人去医生诊所或医院看病时，这个人很可能被要求进行血检。而现代的取血化验有时却颇有些恐怖，我这里并不是说化验本身，我的意思是说现代的血检抽血太多，一般的血检需要3毫升左右的血，但现在动不动就会抽4到5管血，也就是说需要抽15毫升左右的血。一次或两次抽取这么多血可能对一个正常的健康人来说不算什么，但对一个病患之人是否会有影响呢？如果该患者本身已经比较虚弱了呢？如果连续数天都这样抽下去结果会怎样呢？这一系列问题的答案都需要有一个

"量"的较为精准的概念之后才能够获得解答，同时这也反映出现代医学界因为没有血液量的概念而无视一个人血液量的多少的现象。由此可见，血液"量"的研究不是可有可无，而是较为迫切的了。

血液量这一概念的重要性对疾病的诊断有着重要的意义。那么，在血检时可否尽量少取血或不取血呢？在科学技术不断发展的今天，这一点应该是有可能做到的。随着技术和开发性研究的进一步深入，少取血或不取血就能取得对血液结构和量的测量应该是指日可待的。因此，无创血检，包括结构和量的检测，或可成为又一个急需研究的课题。

血虚，血瘀，血热与血液pH

前面我们简单地讨论了一下血虚和血液量的关系。但是，由于至今为止还没有对此进行量化的研究，这一讨论不仅没有对血液的理解更加明了，反而更加模糊和复杂化。那么，在此我们就干脆再抛出一些题目，使本来已经模糊的概念更加模糊，并提出一些建议，可能这样做反而能促进对这些问题的研究，使模糊的概念逐渐明朗，把杂乱的思绪逐渐理顺。

中医的概念里除了血虚的概念之外，还有"血瘀""血热"的概念。相对于"血瘀"，西医中也有相应的血液循环的好坏之别，但西医没有"血热"一说。它们之间有什么特定的关系吗？如果有的话，是什么关系呢？如果没有的话，我们是否可以删繁就简，理出个头绪呢？

在中医的概念里，血瘀是怎样的一个概念？它都包括什么症状？主要表现是什么？血瘀又是怎样形成的呢？经过搜索，找到了一些资料。

血瘀是指中医辨证中的一种症型。血瘀即血液运行不畅，有瘀血。血瘀证可见于很多种疾病。一般而论，凡离开经脉之血不能及时消散和瘀滞于某一处，或血流不畅，运行受阻，郁积于经脉或器官之内呈凝滞状态，都叫血瘀。

（引自：http://www.baike.com/wiki/%E8%A1%80%E7%98%80&prd=button_doc_entry）

以上的定义听起来不错，但是如果有人问起来血瘀包括什么，又有什么方法测量呢？这就有点麻烦了。因为现代科学认为血液循环是人体不可或缺的一种生理现象，且是一种在封闭系统内的循环。请看网上搜到的信息：

  心血管系统是一个完整的封闭的循环管道，它以心脏为中心通过血管与全身各器官、组织相连，血液在其中循环流动。心脏是一个中空的肌性器官，它不停地有规律地收缩和舒张，不断地吸入和压出血液，保证血液沿着血管朝一个方向不断地向前流动。血管是运输血液的管道，包括动脉、静脉和毛细血管。动脉自心脏发出，经反复分支，血管口径逐步变小，数目逐渐增多，最后分布到全身各部组织内，成为毛细血管。毛细血管呈网状，血液与组织间的物质交换就在此进行。毛细血管逐渐汇合成为静脉，小静脉汇合成大静脉，最后返回心脏，完成血液循环。

  ……

  血液循环的主要功能是完成体内的物质运输。血液循环一旦停止，机体各器官组织将因失去正常的物质转运而发生新陈代谢的障碍。同时体内一些重要器官的结构和功能将受到损害，尤其是对缺氧敏感的大脑皮层，只要大脑中血液循环停止3～4分钟，人就丧失意识，血液循环停止4～5分钟，半数以上的人发生永久性的脑损害，停止10分钟，即使不是全部智力毁掉，也会毁掉绝大部分。

（引自：http://www.baike.com/wiki/%E8%A1%80%E6%B6%B2%E5%BE%AA%E7%8E%AF&prd=button_doc_entry）

  从这些描述中我们得到这样一种印象，①血液循环是在一个封闭系统内进行；②血液循环一刻也不能停止。那么，中医的血瘀是怎样解释的呢？通过搜索，看到这样的描述。

  瘀，亦常作淤。瘀之本义指血积不行。如《说文解字》释："瘀，积血也。"《辞海》谓："瘀，积血。即瘀血。指体内血液滞于一定处所。"淤，本指水中沉淀的泥沙，但又有"滞塞，不流通"的含义，《辞源》说："淤，积血之病也。"血之滞塞，又称"淤血"。中医学中"瘀"的含义有以下四方面。

  一是血结不行为瘀。血行于脉，本当流通无滞，但若因各种致病因素的影响，导致血液积结不行，或血液溢出脉管之外，未能排出体外，是为瘀。

二是血行不畅为瘀。血当畅行，但在各种致病因素的作用下，血液不能畅行脉络，即血流受阻，血行迟滞，亦为瘀。此时之瘀乃指血液循行迟缓和不流畅的一种病理状态。

三是离经之血即为瘀。血既离经，已于机体无益而反有害。《血证论》说："世谓血块为瘀，清血非瘀；黑色为瘀，鲜血非瘀；此论不确。盖血初离经，清血也，鲜血也，然即是离经之血，虽清血鲜血，亦是瘀血。"

此外，现代中医学研究过程中，人们对"瘀"又赋以新的含义，如《血瘀证与活血化瘀研究》一书中指出："瘀这一概念中，除包括血的'瘀'或'瘀血'之外，当包括气的'瘀'，即'气瘀'或'气滞'"。《气血论》也指出："淤，非专指血瘀而言。凡有形之邪，阻塞络脉所致的证候，统可称为淤证"。此时，瘀（或淤）含义颇广，但总以滞而不畅为根本环节。

（引自：http://www.baike.com/wiki/%E8%A1%80%E7%98%80&prd=button_doc_entry）

"血液积结不行"似乎在人体的自然现象中只存在于尸体之内或受伤之处，这一点对正常人来说现代科学是不能接受的，如果有的话，也只是非常短暂的。但是，由于外伤而出现的内出血却是一种真正的"瘀"，许多情况下我们可以通过肉眼直接观察到皮下的瘀血。"血流受阻、血行迟滞"可能是对血瘀比较恰当的一种描述。受各种因素的影响，血液循环的正常运行遇到了阻碍，降低了血液循环的速度，影响了血液循环的正常功能，从而不同程度地影响了人体某一器官或系统的功能运转，这正是对血瘀而造成的结果的恰当描述。那么，血液循环怎样才是正常和不正常呢？是否有一种正常的标尺来衡量血液循环呢？

《美国医学会杂志》（JAMA）于1940年发表了一篇文章，《人类动脉与静脉血液流通的速度》，文章讨论了经过染色的血液在人体内流通的测定，估算了大概经过多长时间人体内的血液基本可以循环周身。现代医学也对血液循环进行了阐述，一个普遍的倾向认为，依据血管粗细的不同，血液循环的速度也有很大的差异。在同一段血管内，在血管中心的血流速度高于靠近管壁血液的流动速度；主动脉血液的流速高于毛细血管的流速；靠近心脏的血流速度要高于远离心脏的血流速度。这样一来，问题就更复杂了。血液循环的速度究竟以谁为准呢？研究认为，在主动脉中的血流速度约为每秒40厘米，而毛细血管中流动的速度约为每秒0.03厘米。以谁为准呢？

在中医学里面也有讨论血液流动情况的。翻开一本中医药大学的教材，发现早在黄帝内经中就已经提到了血液循环，并有了血瘀，血虚的概念。明代李时珍之父李言闻曾在《四言举要》中指出："脉之大汇，息之出入，一呼一吸，四至为息。日夜一万，三千五百。一呼一吸，脉行六寸，日夜八百，十丈为准。"可以看出，血液流通的速度与人的呼吸有关。正常人的一呼一吸，血液在寸口动脉中的流动距离约为6寸。如果以脉动一次为准的话，那么一次脉搏的跳动就会将血液推动将近3厘米左右。有人可能会就其精确程度进行争论，关于精准的问题我们后面还要进行讨论，在这里我们先暂且打住。

如果我们将脉动一次血液前行3厘米看作正常人血液流动的参考值的话，我们就可以在这一基础上继续讨论血瘀和血热的问题了。

"血流受阻、血行迟滞"是血瘀的现象，测定患者当时血液流通的情况，据此与正常血液流通的参数比较，就比较容易测定出是否存在"血瘀"的现象了。也就是说，测定血液流通速度的参考值对于测定是否存在血瘀的现象具有重大的意义，或者可以说是测定血瘀的关键所在。在材料学、光学及各种技术发展的今天，这种测量应该没有太大的困难。因此，测量血液在每一次心脏搏动所造成的流动距离则又可以成为当前急需的，可行的研究课题之一。

再谈血瘀

血瘀是一个比较纯粹的中医概念。现在我们来看一下中医是怎样理解血瘀。

血瘀是指中医辨证中的一种症型。血瘀即血液运行不畅，有瘀血。血瘀证可见于很多种疾病。一般而论，凡离开经脉之血不能及时消散和瘀滞于某一处，或血流不畅，运行受阻，郁积于经脉或器官之内呈凝滞状态，都叫血瘀。有些人身体较瘦，头发易脱落，肤色暗沉，唇色暗紫，舌呈紫色或有瘀斑，眼眶黯黑，脉象细弱。这种类型的人，有些明明年纪未到就已出现老人斑，有些则常有身上某部分感到疼痛的困扰，如女性生理期时容易痛经，此种疼痛在夜晚会更加严重。这种人属于血瘀体质。血瘀体质是由于长期七情不调、伤筋动骨、久病不愈而造成的。血瘀体质易感肥胖并发症、消瘦、月经不调、抑郁症等。

（引自：http://www.baike.com/wiki/%E8%A1%80%E7%98%80&prd=button_doc_entry）

从这一段叙述中我们可以看到，对于血瘀的概念不是经过测量得出的，而是通过对现象、症状的观察推理之后而得出的。同样是对现象和症状进行观察，现代西医所观察的现象和得出的结论却和中医略有区别。中医对血瘀概念的叙述包括了产生血瘀的过程及结果，是通过对现象的观察而推导出造成这种现象的原因或过程是什么。而现代西医也对所观察到的现象的起因进行了探索，得出了某些症状的产生是因为血液循环较差造成的结论。

对于血液循环较差的原因，现代医学也总结出因为一个人血压偏低而引起某些临床症状的结论。我在美国网站查到：

Low blood pressure is blood pressure low enough to cause symptoms such as dizziness and fainting. Very low blood pressure can cause damage to organs, a process called shock.

简译

低血压造成的眩晕与昏厥等症状是因为血压低到一定程度而造成的。血压过低则会对身体各脏器造成损害，这种现象被称为休克。

注意，现代医学注意到的是由于血压低而引起的血液循环不好，这一点与中医所说的造成血瘀的原因不完全是同一个概念。

那造成血压偏低的原因又是什么呢？查阅资料发现了以下几种原因：

- Changing the diameter of small arteries (arterioles) and, to a lesser extent, veins
- Changing the amount of blood pumped from the heart to the body (cardiac output)
- Changing the volume of blood in the blood vessels
- Changing the body's position

简译

- 改变动脉和静脉血管的内径
- 改变心脏的泵血量
- 改变血管内的血流量

● 改变身体的姿态

顺便说一下，这些原则也是医药界赖以研发血压控制药物的基础，不管是高血压还是低血压，关于血压的问题，我们后面还要提到，这里先暂且打住。

再看因为血液循环而造成的各种症状。无论是西医还是中医，都一致把一年四季手脚冰凉，皮肤暗淡无光且比较粗糙列为循环较差的范畴。由于考虑问题的出发点不同，除外伤之外，西医把几乎所有与血液循环有关的症状都归类于与血压和心脏有关的类别中去，这样就把眩晕、头重脚轻、昏厥、胸痛、气短等都划入与心脏有关的类别。而中医对血瘀概念则描述为：

有些人身体较瘦，头发易脱落，肤色暗沉，唇色暗紫，舌呈紫色或有瘀斑，眼眶黯黑，脉象细弱。这种类型的人，有些明明年纪未到就已出现老人斑，有些则常有身上某部分感到疼痛的困扰，如女性生理期时容易痛经，此种疼痛在夜晚会更加严重，这种人属于血瘀体质。血瘀体质是由于长期七情不调、伤筋动骨、久病不愈而造成的。血瘀体质易感肥胖并发症、消瘦、月经不调、抑郁症等。

疼痛如针刺刀割，痛有定处而拒按，常在夜间加剧。肿块在体表者，色呈青紫；在腹内者，坚硬按之不移，又称之为疱积。出血反复不止，色泽紫暗，或大便色黑如柏油。面色黧黑，肌肤甲错，口唇爪甲紫暗，或皮下紫斑，或肌肤微小血脉丝状如缕，或腹部青筋外露，或下肢青筋胀痛。妇女常见经闭。舌质紫暗，或见瘀斑瘀点，脉象细涩，总之以痛、紫、瘀、块、涩为特点。

（引自：http://www.baike.com/wiki/%E8%A1%80%E7%98%80&prd=button_doc_entry）

这一下，问题就复杂了。是先搞清概念还是先把症状分类好呢？如果先把症状分类，是按中医的思路分类呢还是按西医的思路分类？

首先，无论是中医的思路还是西医的思路，二者都认为血液循环的好坏决定了症状的存在与否。也就是说，血液循环的好坏决定了因循环不良而形成的各种症状，其中包括了因血压偏低所造成的症状。再者，由此延伸开去，许多中医所说的"血瘀"又是因各种原因而形成的血液循环问题的另外的症状与表现。这样，我们基本上可以确定，"血瘀"是由血液循环不良造成的，至于是因为什么原因造成的血液循环问题则又另当别论。对于造成血液循环问题的"原因"这个问题，我们在以后还要开展进一步的讨论。这里想要提出的是另一个可能的研究项目：如何测量一个活人的血液循环，什么样的循环为正常，什么样的循环是不正常？现代科学技术应该可以回答这个问题。

血热与血液的pH

"血热"是一个纯中医概念，这一概念在西医及现代科学中不存在。如果我们真去测量一下活人血液温度的话，只要这人当时没有生病，十有八九血液的温度会在37℃左右，这是一个人体的正常温度。当人体受到某种外来因素的侵袭，产生某种炎症或其他病变时，人体的温度就会升高，此时人体血液的温度相应地也会升高。这时候我们就会用"发烧"或"发热"等词汇来描绘这一状况。那么"血热"是一个什么样的概念呢？

我们先来看看一些中医对这一概念的描述。

血热，是指热入血中，血行加速异常的病理状态。血热多由邪热入血所致，也可由于情志郁结，五志过极化火而导致血热，亦称血分热，即血分有热。症见吐衄、咳咯、溺血，午后发热，女子月事先期而来，脉弦而数，法当凉血。小儿发热证型之一。血热是热毒侵入血分，常发生在热带地区，或是在非常热的环境中工作，或是在炎热的季节，曝晒过度，或是出汗过度，没有补充水分，久渴，失水，或吃煎炒、油炸等燥热性食物，或是服用一些兴奋剂，可能导致热血妄行，皮下出现小红点、皮肤斑疹、心烦不安、舌红绛，谵狂，昏迷等证候。

中医认为如果体内阳气过盛，火气很大，血液过热则血行加速，脉搏跳动变急，甚至会伤害脉络、耗损阴气。《幼科全书》："血热者，每日以午间发热，遇夜则凉，此心热也。轻则导赤散，重则四顺饮治之。"血热风燥型、血热风盛证，由于机体蕴热偏盛，时值青壮年，血气方刚之际，或因性情急躁，心绪烦扰，心火内生；或因恣食鱼腥、辛辣之品，伤及脾胃，郁而化热；或复感风热邪气，均可致使血热内盛，热盛生风化燥，外发肌肤，出现红斑，丘疹为主症的证候。可见于现代医学银屑病的进行期。

"血热"是中医辨证的一个术语，它泛指热象，表现如口干、口苦、发热夜甚、舌红苔黄、尿短赤、便秘等一系列症群的多种疾病。血热可动风，也可耗气伤阴，导致阴虚内热，出现五心烦热（即手、足、心烦热）、盗汗等现象。

（引自：http://baike.so.com/doc/5743990-5956743.html）

如果仔细阅读上面这段引文，再加上自己的逻辑性思考，感觉这里所说的"血热"像是温度概念上的"热"，但又不像是温度概念上的"热"，有一种似是而非的感觉。那么这里的"热"究竟说的是什么呢？这种"热"与我们所熟知的发烧有什么区别呢？在这里，想先声明一下，这里讨论的血热是一种感觉，不一定能用温度计来衡量其差别。

上面所说的"热"可能包括以下几个方面：

1. "热"在体内，而人体表的温度却可能是正常。
2. "热"在身体表面和体内，但温度计仍然不能测量出其差别。
3. "热"在身体的某一部分，根据症状推理后，将其结论为"热"。

出于好奇，我曾经对这种现象进行测试。被测试者一般都主诉体内发热，或身体的某一部分发热。有上述症状的人没有一个具有现代临床上所表现出来的"体温偏高"，或是"发烧"的现象，这些具有血热症状的患者体温都在正常范围之内。这种现象怎么解释呢？很可能中医学中的"血热"压根儿就和温度无关，这种"热"不是能够通过对温度的检测而得到证明的。这种"热"是一种对现象观察的推理结果，是一种自我感觉。

其实，在早期的东西方医学中，无论在中医还是西医里面，都存在着某些对现象观察之后得出的一些结论，并且都以与"热"有关的描述来对其命名或表述。例如：潮热，疱疹，花粉症，等等。那么，这些与"热"有关的症状是否真的发烧呢？实际的体温测量十有八九是否定的。或许，我们可以经过推理得出一个假设的结论：中医的"血热"大部分是通过本人的感觉而得出的结论，是通过一些感觉热的症状推测出的结论。换句话说，血热是本人的一种感觉，而不是本人身体或血液温度的测量"值"。在西方的有些与"热"有关的症状恐怕也有异曲同工的现象。

既然"血热"不是经过温度的测量而得出的结果，那么，通过观察和本人感觉而得出的"热"应该怎么解释呢？

我们先来看一看在我们日常生活中，除去外界温度升高、本身温度升高之外，都有些什么因素能够使人感觉"热"而实际上不热呢（从温度的测量上来讲）？说到这里，很多人会立刻想到辣椒。在吃辣椒的时候，辣椒会对我们的味蕾及口腔黏膜产生刺激，进入食道和胃里的时候，也会对食道和胃部产生刺激。这时候我们就会感到嘴里和胃里"火辣辣"的。这是一种什么感觉？热的感觉。这种热并不等于发烧，温度计的测量也不会有太大的区别。再假设手上刚刚划破了一条小口，现在不流血了，如果在伤口上沾一点盐水，伤口马上就会有一种灼痛感。如果沾一点醋，同样会有一种灼痛感。当然，其他刺激的物质也会使伤口产生同样的灼痛感，其区别只是程度不同罢了。但是在日常生活的小事上我们可以看到这样一个特点：不管是盐还是醋，或是辣椒，都会使伤口或口腔内部产生"烧灼"感。这种"烧灼"感如果用温度计去测量的话，并不一定能够测得高出于正常体温的"高温"，也就是说，温度并没有产生什么显著的变化，产生变化的是人们对这种由于"辣""酸"和"碱"等刺激物所带来的异常感觉。换句话说，这是一种通过观察体会而总结出对这种感受的概括。

有人可能会问：照你这么说血热有可能是由于酸碱的变化而产生的感觉吗？回答是：有可能。（现在我们先只讨论酸碱）关于血液酸碱的概念，现代科学曾做了将近一个世纪的研究，长期的研究告诉我们：血液的酸碱度（pH值）一般维持在7.35～7.45这样一个狭窄的区间内，使其呈弱碱性。低于7.35则太酸，高于7.45又碱过强。血液酸碱中的氧压部分，二氧化碳压部分，是由身体的几个稳定机制经心脏操控的。通过呼吸系统和泌尿系统将酸碱过剩的部分排出，以维持身体酸碱平衡与正常呼吸。

在不同版本的医学辞典上，我们都可以找到类似的有关人体酸碱平衡重要性的陈述。现摘取一种版本的一部分：

Most of the body's metabolic processes produce acids as their end products, but a somewhat alkaline body fluid is required as a medium for vital cellular activities. Therefore chemical exchanges of hydrogen ions must take place continuously in order to maintain a state of equilibrium. An optimal pH (hydrogen ion concentration) between 7.35 and 7.45 must be maintained; otherwise, the enzyme systems and other biochemical and metabolic activities will not function normally.

Although the body can tolerate and compensate for slight deviations in acidity and alkalinity, if the pH drops below 7.30, the potentially serious condition of ACIDOSIS exists.If the pH goes higher than 7.50, the patient is in a state of ALKALOSIS.In either case the disturbance of the acid-base balance is considered serious, even though there are control mechanisms by which the body can compensate for an upward or downward change in the pH.

简译

新陈代谢的过程就会产生酸性物质，但却需要某种碱性物质作为中介来完成细胞的更新。因此为了保持这一平衡，氢离子的化学更替不能中断。其目的是维持7.35～7.45这样一个理想的酸碱度，不然的话，酶与其他生化的新陈代谢将无法正常进行。

当然，人身体对酸碱的些许偏离有着自动的容忍和调节功能，一旦pH低于7.3时，人体就可能出现严重的酸中毒。而当pH高于7.5时，就可能出现碱中毒现象。尽管人体有对酸碱自动调控的机制，不管出现哪一种情况，过高或过低的酸碱度，其紊乱的后果都是非常严重的。

从以上的陈述中我们可以看到，在现代医学中存在着"酸"和"碱"作用在人体中的概念，并且酸碱在人体中必须维持一种相对稳定的状态，且人体有维持这种平衡和稳定的机制，否则的话，人体将有可能产生比较大的病变。

我们前面从"血热"的讨论转入了血液酸碱度的讨论。有没有可能血液的酸碱度是血液是否"热"与不热的另一种表达方式呢？或许，这又是一个可行的研究项目。关于血液酸碱度在疾病诊断中可能起到的作用，除了前面所引用中医临床常见的症状外，在临床上有些让人眼花缭乱的症状似乎也与酸碱（血热）有关。例如现代医学临床被称之为"抑郁症""强迫症""自闭症""狂躁症""疲劳综合征""纤维肌痛""多动症""痛风""类风湿""红斑狼疮""白血病"等现代医学尚不知发病原因的症状，很可能都或多或少地与血热（酸碱度）有着密切的关系。测量血液的酸碱度恐怕不是什么太难的事，前人已经对此作出了很多研究和测试。因为血液酸碱度的可容区间相对来说比较小，怎样更精确地，无创地测量血液的pH可能不是太容易。相对于测量来说难度更大的则是怎样来划分什么是酸性和碱性的界限。血液到了什么程度才可以被称为酸性？才会影响到人的健康？什么程度会比正常的弱碱性偏高？并开始影响人的健康？结合我们前面讨论的关于血液的其他方面，在这一维度研究的突破极有可能会使医学的发展向前迈进一大步。

血液的酸碱度，血液的量，血液的循环等都只是从血液维度来看人体的健康，来衡量血液在人体健康的整个状态中所处的地位。但是，血液在人体中是怎样循环起来的呢？是靠什么动力推动的呢？

心脏为什么跳动

前面我们讨论了有关血液的一些问题，并又提出了一个问题，即血液循环靠什么推动呢？换句话说，也就是血液循环的动力从何而来。对此问题可能有人会感到很可笑，因为几乎所有人都知道血液循环靠的是心脏的搏动，正是这种搏动将动脉血液推向全身，也正是这种搏动将静脉血收回，依赖于这种循环人体才得以进行正常的新陈代谢，如此周而复始，循环不息。

如果我们问为什么血液会循环，可能90%以上的回答是因为心脏的搏动，有可能有人会回答心脏的结构，再进一步讲解心脏是怎样工作的等。这个答案有错吗？没有，这个答案是对的。但是，问题是心脏又为什么会搏动呢？针对这一问题我们可以查询一下，看看现代科学界和医学界是怎样回答这个问题的。

人类的心脏为什么会跳动？是什么力量让它跳动的？

最佳答案：

人的心脏在妊娠第三个月即形成。从怀孕第四个月开始，胎儿的心脏在母体内就不分昼夜地跳动了。它始终是人体生命的忠实伴侣，倘若停止工作，生命也就终结了。

心脏虽小，它的重量只占人体的4%～4.3%，可它的力量却大得惊人，人体在安静状态下，一分钟搏出血液约4500毫升左右，重量可达4.5千克。一昼夜搏出血液达6400千克！人在安静睡眠的时候，心脏在八小时内所做的功，相当于把一辆小汽车举到2米以上的力量。如果用心脏的力量举它自己，八小时足以举到20千米以上的高度。如果是运动员或强体力劳动者，他们在剧烈运动或强体力劳动时，不仅每次心跳的搏出量增加，每分钟心跳次数也增加。这样，一分钟心脏搏出的血液量，比人体安静状态下的搏出血量几乎增加10倍，心脏这样日夜不停地工作，难道它真的不知疲劳吗？

其实，心脏是非常注意自身保护的，在人体的生长发育过程中已经为自己制定了劳逸结合的工作"制度"即心动周期，就是心脏一缩一舒的规律。如果一分钟心跳75次，则一个心动周期占0.8秒，一次心跳，心房和心室的收缩时间分别为0.1秒和0.3秒，而舒张时间分别为0.7秒和0.5秒。它这种工作规律，使它很会工作，也很会休息，休息方式非常妙，心房心室交替收缩，交替休息，休息时间倒比工作时间长，在一昼夜中，工作不到12小时，休息超过12小时，它舒张时是休息，收缩时也轮流休息。

心脏不停地跳动，与心肌细胞中的一种自律细胞有关。它能自动有规律地放出脉冲电流促使心脏跳动，同时心脏还靠它的左右2支冠状动脉不停地供给血液，以保证心脏有足够的营养和氧气维护它的跳动。正因为如此，心脏才能终身保持强大的工作能力，使血液循环永不停息。它最节约地使用力量，时刻储备着潜力，在脑力、体力劳动的时候，工作能力得以累计性增长。

另外，当冠状动脉出现毛病时，心脏得不到充足的血液，就会影响其正常心跳功能，也就是人们常说的冠心病。对于冠心病主要采取减少脂肪、食盐的摄入量，加强体质锻炼，遵循规律的生活方式进行防范。

（引自：http://zhidao.baidu.com/question/23598034.html）

回答了人的心脏为什么搏动的问题了吗？没有。再看下面这一段。

心脏为什么会跳动

人的心脏是一个不知疲倦的动力泵，只要生命不息，它就跳动不止。那么，心脏跳动的奥秘在哪里呢？

心脏中的心肌细胞有两种类型。大多数为普通心肌细胞，在受到刺激以后，它们将发生收缩；刺激消失以后则又舒张开来。这样的一次收缩和一次舒张便组合成了心脏的一次跳动。另一些细胞为特殊心肌细胞，它们能够按自身固有的规律，即自律性，不断地产生兴奋并传导给普通心肌细胞，对其进行刺激，使之收舒。在心脏的右心房接近上腔静脉的入口附近，存在着一个由特殊心肌细胞汇集而成的窦房结，它的强有力的自律性兴奋，通过传导系统的传播，决定着整个心脏的跳动频率，即心率。因此窦房结是心脏的起搏点。此外，心率还受到迷走神经、交感神经、各级心血管中枢以及诸多体液因素的调节。

（引自：https://tieba.baidu.com/p/626418223 red_tag=3135546336）

看完以上这一段，仍然是不明就里，仍然没有解决心脏为什么搏动的原因。再来看一段似乎是讲原理的。

心脏跳动的动力学原理，简单地说就是心肌收缩。心脏主要由4个腔室，即左、右心房和左、右心室组成。血液由心肌收缩提供动力，沿着右心房—右心室—肺—左心房—左心室—全身的顺序流动。

而心肌为什么收缩，即心脏跳动的指令来源，需要涉及心脏的电生理知识。心脏的正常跳动节律是由自己产生的（窦房结产生），并受到神经和激素的调控。所以青蛙心脏在离体后也可以自主的跳动直到因能量消耗完而停跳（不过蛙心的起搏点为静脉窦而非窦房结）。人体的心脏在离体时也是可以保持跳动的，但是越是高等动物的心脏耗氧量就越大，所以人的离体心脏只能跳动很短一段时间。

（引自：http://www.guokr.com/question/500703/）

下面这一段从原理上讲解了心脏工作的道理，并试图用一些小常识来论证心脏搏动的原因。

心脏跳动是一种特殊节奏的肌肉收缩和舒张。肌肉的收缩要靠电信号刺激。我们更熟悉那些骨骼肌，这些骨骼肌大多数情况下会听从大脑发出的指令，由神经传递的电信号控制。

心脏的特殊之处在于，它是"自带大脑"的。

以人类的心脏为例，在右心房靠近上腔静脉的地方有一块被称作窦房结的区域，这里的一些细胞可以自主产生节律性的电信号。这些电信号经由心脏上的一套信号传递系统——比如说浦肯野纤维网，发送到全心脏的各处心肌细胞，让心肌细胞有节奏有规律的收缩和舒张。于是心脏就跳动起来了。

同时，心脏的节律还要受自主神经系统（老叫法是植物神经系统）的控制。自主神经系统很难被意识控制，所以你也不用担心忘了心跳这种事。

如果心脏的自主信号系统出了问题就会产生包括心律失常在内的各种毛病，严重的就要装上一枚心脏起搏器，代替窦房结产生电信号了。

了解自主节律最好的方法是观察离体心脏，下次家里买了活鱼，可以试着观察一下。大型恒温动物心脏耐缺氧的能力很差，如果切下来，跳不了多久就歇菜了。

（引自：https://baike.1688.com/doc/view-d42109519.html）

好了，几乎所有的回答及讨论都围绕着心脏如何工作，心脏的结构如何，心脏的功能如何而展开的，最多引出了一个"电流"的概念，或是心脏的"自律"功能，但中心问题"为什么搏动"却始终没有得到回答。难怪有人在看了这些回答后毫不隐讳地表达了自己的失望。

那么，西方的科学和医学是怎样解释这一现象的呢？

电与心脏搏动

在网上，我们可以查到美国比较最权威的一家医学机构——梅奥医学院的网页，现将结果引述如下。

The atria and ventricles work together, alternately contracting and relaxing to pump blood through your heart. The electrical system of your heart is the power source that makes this possible.

Your heartbeat is triggered by electrical impulses that travel down a special pathway through your heart.

简译

"心房与心室交替协作，通过心脏的伸缩轮番将血液泵进与泵出。心脏的电力系统为这一操作提供能源。通过心脏的一条特殊通道，电流的脉冲导致了心脏的搏动。"

在这一段引文的后面有较大的篇幅讲解心脏的构造与功能，有兴趣者可以自行查看。我们在这里只是想让大家看到，医学界认为是"电"的脉冲启动了心脏的搏动，但是电从何来，却没有得到回答。

在寻找心脏为什么跳动的答案时，忽然看到一篇2006年6月在《循环》期刊上发表的一篇文章，题目恰好是《心脏为什么搏动——心脏电力系统的发现》，现引述其中提要部分。

Why does the heart beat? This question—known as the myogenic versus neurogenic theory—dominated cardiac research in the 19th century. In 1839, Jan Evangelista Purkinje discovered gelatinous fibers in the ventricular subendocardium that he thought were muscular. Walter Gaskell, in 1886, demonstrated specialized muscle fibers joining the atria and ventricles that caused "block" when cut and found that the sinus venosus was the area of first excitation of the heart. By examining serial embryologic sections, Wilhelm His, Jr, showed that a connective tissue sheet became a bundle connecting the upper and lower cardiac chambers, the bundle of His. Sunao Tawara traced the atrioventricular (AV) bundle of His backward to find a compact node of fibers at the base of the atrial septum and forward where it connected with the bundles of cells discovered by Purkinje in 1839. Tawara concluded that this "AV connecting system" originated in the AV node, penetrated the septum as the His bundle, and then divided into left and right bundle branches that terminated in the Purkinje fibers. Martin Flack and Arthur Keith studied the conduction system of a mole and found a structure in the sinoauricular junction that histologically resembled the AV node. They felt that this was where "the dominating rhythm of the heart normally begins" and named it the sinoauricular node in 1907. The ECG of Einthoven soon brought a new understanding to the complex electrical system that makes the heart beat. In 2006 and 2007, we celebrate the 100th anniversaries of the publication of the exciting discovery of the AV and sinus nodes, truly landmarks in our understanding of cardiac structure and physiology.

简译

心脏为什么会跳动？在19世纪的研究中，肌源性与神经源性理论曾是主导心脏病研究的两大主要学派。1839年，Jan Evangelista Purkinje在心室内膜下发现了凝胶状纤维他认为其属于肌肉。Walter Gaskell于1886年发现了特殊的肌纤维连接心房和心室并形成间隔，切开后发现静脉窦是心脏搏动的首发区域。通过检查一系列的胚胎切片，Wilhelm His，Jr，发现了一束连接上下心腔的组织，即His束。Sunao Tawara沿着房室（AV）的His束回寻又发现了心底隔膜一片多个纤维节点，而沿着His束前伸便与Purkinje于1839年发现的细胞束相连。

Tawara认为"AV连接系统"起源于AV节，作为His束穿过隔膜，然后分为左右两支分束，并在Purkinje纤维中终止。Martin Flack和Arthur Keith研究了胎块的传导系统并找到了窦房结的结构，其在组织上构成了AV结。他们认为这就是"心脏节律的起始点"并在1907年将其命名为窦房结。Einthoven的心电图又给人们对复杂的心脏电力系统带来了全新的认识。

在2006年和2007年，我们庆祝AV系统和窦房结发现的论文发表100周年，因为这是我们对心脏结构及其生理学理解路上的一个里程碑。

这篇文章对心脏为什么搏动这一命题进行了历史性的回顾，并对历史上对此问题有所贡献的医学家及其事迹进行了高度的评价。在回顾了历史上对心脏结构、神经、纤维等功能的发现及科学家的思路后，文章最后将结论归纳到现在医学界公认的"窦房结"上来，即心脏的最初始的搏动起源于窦房结。这一结论被现代解剖学，病理学及医学家们一直沿用至今。

把文章阅读了几遍之后，忽然产生了这样一种感觉：以上所有的研究、讨论，都没有回答这样一个问题，或没有正面回答这一问题，即"心脏为什么搏动？"所有的讨论和科学的研究似乎都做出了一种似是而非的结论，看起来问题已经被科学的实证研究回答了，但仔细一想好像又没回答。试看以下的对话，下面的对话是采用问答和讨论的形式，从逻辑的角度展开的，大家可以看看是否能够言之成理。

甲：如果说窦房结造成心脏的搏动，那么，人在死亡之后窦房结并没有从尸体内取出，如果窦房结真的能够引起心脏跳动的话，它应该在人死亡后能够继续引起心脏的搏动。那为什么人死亡之后心脏就停止跳动了呢？

乙：是的，从逻辑的角度来看，如果窦房结是心跳的原动力，那么人死亡之后窦房结仍在，心脏就应该继续跳动，而不会停下来。如果是这样的话，2006年的那篇文章里提到的心脏的电力系统是怎么起作用的呢？电力系统又是靠什么发电的呢？

甲：正想说这个电力系统呢。如果心脏有一个电力系统，可以发电或产生某种脉冲，窦房结在其中的角色是什么呢？从人死后心脏就停止跳动这一点看来，窦房结不像是心脏的原动力，也就是说窦房结不产生电。那么又是什么力量使心脏能够发电或产生这种脉冲呢？

乙：看了上面所提供的材料，似乎心脏有着一种永动力，一种自律的功能。但在现实中，人死亡后这种永动力就很快消失了，心脏所有的功能，包括自律功能，也都随着人的死亡而全部消失。从科学的角度来看，这一现象应当如何解释呢？

甲：我们知道，如果人的心脏一旦停止跳动一段时间，生命也就终止了。在这种情况下，如果发现及时，医务人员可以通过电击来使心脏恢复搏动。但这是外来的电，不是人身体本身产生的电。心脏的停跳难道是因为窦房结不再发电了？还是发电的动力系统出了问题？

乙：你说的都是事实。看来心脏的"电"或者脉冲不是从窦房结产生的，而是某种内部或外来力量产生的。这样我们才能够模拟电的功能，做出如"电击"一类的举措，模拟这种电，刺激心脏的跳动。这样一来，电有可能不是由窦房结产生，也就是说窦房结不等于一部发电机，那它是从哪里来的呢？

绕了一圈，本节开始提出的问题仍然没有解决：心脏搏动的动力从何而来呢？

动力何来

医学界的科学研究从神经、纤维、窦房结等各个角度对心脏的搏动进行了考察，仍然得不出一个比较令人信服的结论。但你要是拿这个问题去问一个普通老百姓，有可能会得到这样一个回答："那不就因为是个活人嘛，要是个死人心能跳吗？"

这个回答的依据就是凭直觉，是有点基本常识的人都能通过观察而发现的现象。但就是这样一个通过直觉观察得来的结论，放在现代医学科学界却不一定会得到承认，或说不出是因为什么道理才有这种现象的。

这种普通人依赖直觉得出的结论，却给了我们一个启示：活着的人有心跳，而死人没有心跳。这个启示同时又告诉我们，活着的人是有生命的，生命对于死人来说已经结束了。这样，我们就又卷入了另外一个领域的讨论，生物领域。

中文的"生物"，顾名思义，是有生命的物种。科学界对"生物"是怎样定义的呢？在网上可以查到：

生命泛指一类具有稳定的物质和能量代谢现象并且能回应刺激、能进行自我复制（繁殖）的半开放物质系统。简单来说，也就是有生命机制的物体。生命个体一定会经历出生、成长、衰老和死亡。

科学家经常认为只有生物体会展现以下全部现象：

1. 体内平衡：能够调节体内环境以维持身体处于一个相对恒定的状态，例如恒温动物能发汗来降低过热的体温，也能靠发抖来产生额外的热量以保持体温。

2. 组织性：由一个或以上的生物基本单位——细胞所组成。

3. 新陈代谢：能够转换非生物为细胞成分（组成代谢）以及分解有机物（分解代谢）来获取和转化能量。生物体需要能量来维持体内平衡及产生其他生命现象。

4. 生长：使组成代谢的速率高于分解代谢的速率来让细胞体积增大，并在细胞分裂后使细胞成长。一个生长中的有机体增加其细胞的数量和体积，而不止是将得到的物质积存起来。某些物种的个体可以长得很巨大，例如蓝鲸。

5. 适应：对环境变化作出反应的能力，与生物当前的身体构造、生活习性及遗传有关。这种能力对生存是很重要的。生物可以通过进化适应环境。

6. 对刺激作出反应：反应可以以很多方式进行，从单细胞变形虫被触碰时的收缩到高等生物在不同情况下的复杂反射。最常见的反应是运动，例如植物的叶片转向太阳以及动物追捕猎物。

7. 繁殖：能够产生新的个体。包括只需一个亲本的无性生殖和需要至少两个亲本的有性生殖。

大部分科学家称这样的现象为生命的表现方式。通常必须具备全部七个特征才能被视作生命。

其他定义包括：

1. 生命是具自我组织、自相残杀的系统的特征，而其中包含了可以突变的族群。这定义不包括某些哲学定义为有生命的火焰，但包括了工蚁、病毒和骡。自我复制以及能量消耗只是系统要保持延续的方法之一。这解释了为何蜂有生命但又会为了保护蜂巢而自杀。在这个个案中整个群体运作的方式与生物无异。

2. 一种制造不同且可变复杂性的互动物质组织，透过利用物质和能量复制"接近完美"的个体。这个定义中的"接近完美"便是复制中有利于使生物适应环境的突变。

生命的终结，即生命体之死亡阶段或状态。以人类为例，一般以呼吸及心脏跳动停止和脑部完全停止活动（非暂时性的停止）为判定死亡的标准。

生命体的死亡可以是因为细胞分裂的次数达到极限而衰亡，也可以是被毒素、自然灾害或其他生物杀死。

任何个体的死亡并不会威胁物种的存在，反而是维持物种延续的重要环节。如果年老的个体永远不死，新的个体会失去生存空间和生存必需的资源。但个体大量死亡至难以维持繁殖时，物种就可能灭绝。

已经死亡的细胞不能重建生命活动。已经死亡的生物个体不能复活。这是生命的基本特征之一。

（引自：https://zh.wikipedia.org/zh-tw/%E7%94%9F%E5%91%BD）

首先，我们讨论的前提是人，人属于生物。虽然现代科学有许许多多的交叉学科，如生物化学，物理化学等等，但生物学却仍然有着它自己的特性。从上面的信息可以了解到生命有自己产生的时刻，也有自己死亡的时候。不同的物种有着各自不同的生命周期，有长有短，有的只有大约一天的生命，有的却可以生存几百甚至上千年。在这一点上，中国古代人的认识与现代科学界的认识有许多相像之处，但是古人认为支撑生命的是"气"。因此古人使用"气"的概念，并且认为"气"是世上一切物质的本源，同时也是一切生物的动力来源。那什么是"气"呢？

气是一种极细微的物质，细微到难以察知其形状，所以古人说它是"无形"的；同时，气又是一种活动力很强，并且不断运动着的物质，故从事物的运动变化中，可知气的存在。

说到"气"，很多人会感到很迷茫。因为在古代汉语中，"气"所涵盖的范围太广了。即使在中医学里，也会发现各种各样的"气"，例如"元气""宗气""营气""卫气""阴气""阳气"等等，在谈到脏腑和经络时，脏腑和经络又各有与其相对应的"气"，讲到病因时，又出现了许多外因与内因的各种致病的"气"，怎么理解呢？

人类必须从自然界摄取清气，才能维持生命。而且人的生命活动，实质上就是人体气的运动和变化，气的运动和变化如果停止，人的生命活动就止息。

请注意后半句："人的生命活动实质上就是人体气的运动和变化，气的运动和变化如果停止，人的生命活动就止息。"由此可以推断，人的生命是与气紧密相连的，有气有生命，无气命消亡。那么，下一个问题就是：什么是气？有无方法来测量气呢？

什么是气

如果有人问我：该怎样给"气"下定义？

我可能会吓得赶紧回图书馆去查资料。可惜的是，查了很多资料，仍然无法给"气"下一个让人比较满意的，符合现代科学规范的定义。从古代汉语中查来的定义远远不能满足现代科学的需求，更无法就"气"的涵盖范围逐个进行现代的科学研究。既然这样，我们就来试试能不能把"气"的研究范围只限制在上面我们所讨论的"有气有生命，无气命消亡"这样一个有限定范围的时段中来考虑呢？那我们就试试看。

生命从什么时候开始的呢？下面我们引一段施一公先生2016年元月的一次演讲内容。

我们先看看人从哪里来？人的整个出生过程是这样的：一个精子在卵子表面不停地游逛，寻找一个入口，找到合适点位以后，会分泌一些酶，然后钻进去。卵子很聪明，一般不会让第二个精子再有机会，所以一有精子进来，马上把入口封死。精子进来后就被降解，然后精子的细胞核和卵子的细胞核结合，形成双倍体，受精卵开始发育，逐渐分裂为2个细胞、4个细胞、8个细胞、16个细胞，此时受精卵还在子宫外面游逛，还没有着床。继续分裂下去，形成64个细胞、128个细胞，这时它快要找到着床地点了。着床之后，继续发育。

你们可能知道也可能不知道，短短四个礼拜，胎儿开始有心跳。慢慢地，神经管形成了，脊椎形成了，四肢开始发育，通过细胞凋亡，开始形成手指。

到四五个月的时候，胎儿开始在母亲肚子里踢腾。出生之前，胎儿的大脑发育非常快，各种神经突触迅速形成。

（引自：http://news.bioon.com/article/6677429.html）

如果从人有心脏跳动开始算，那么在精卵结合28天左右的时间里，生命就开始了。当然，也有些人把生命的开端自出生之时算起。不管是哪一种算法，至少在人的出生之时就已经可以算作人生命的开始了。

那什么时候是人生命的终结呢？我们先来看一下如何定义"死亡"这个词的。

死亡的标志，或者是一个动物不再存活的现象包括：
- 呼吸停止
- 心脏停搏（没有心率）
- 苍白僵直。通常发生于死亡后15～120分钟
- 尸斑。尸体较低部位的血液沉淀
- 尸冷。死亡以后体温的下降。体温一般会平稳下降，直到与环境温度相同
- 尸僵。尸体的四肢变得僵硬，难以移动或摆动
- 腐烂。尸体分解为简单形式物质的过程，伴随着强烈难闻的气味

（引自：https://zh.wikipedia.org/wiki/%E6%AD%BB%E4%BA%A1）

看到了现代科学对人之初的理解，又了解了现代科学对死亡的界定，这是不是就是我国古人对"气"的理解呢？我们来查看一下古人如何理解这一介于生死之间的生命过程的。在谈到阳气时，他们观察到：

"平旦人气生，日中而阳气隆，日西而阳气已虚，气门乃闭。"

从这一句话可以看出，人在出生之时阳气生发正处于一个上升阶段。到了中年，就像正午的太阳，达到了阳气能够生发的顶峰。在此之后，阳气就开始走下坡路了，到了晚年就像是日落西山，阳气虚弱，生命也快走到尽头了。

在《黄帝内经》中对女子的一生是这样描述的：

女子七岁，肾气盛，齿更发长；二七而天癸至，任脉通，太冲脉盛，月事以时下，故有子；三七肾气平均，故真牙生而长极；四七筋骨坚，发长极，身体盛壮；五七阳明脉衰，面始焦，发始堕；六七三阳脉衰于上，面皆焦，发始白；七七任脉虚，太冲脉衰少，天癸竭，地道不通，故形坏而无子也。

接下来又对男子的一生做出了如下的概括：

丈夫八岁，肾气实，发长齿更；二八肾气盛，天癸至，精气溢泄，阴阳和，故能有子；三八肾气平均，筋骨劲强，故真牙生而长极；四八筋骨隆盛，肌肉满壮；五八肾气衰，发堕齿槁；六八阳气衰竭于上，面焦，发鬓颁白；七八肝气衰，筋不能动，天癸竭，精少，肾脏衰，形体皆极；八八则齿发去。

《黄帝内经》中的这两段描述恰好和前面引述的关于气的描写不谋而合。人在出生之后处于一个生长发育阶段，此时的气应该比较充足。及至青壮年，气似乎就到达了人生的顶峰。但过了这一阶段，人的气开始走下坡路，这一切在人的体表及活动中都有所表现。

可能有人会说，这些都是废话，谁都知道这些人从出生到老死的过程。说这话有什么意思呢？既然这些都是事实，我们不忙直接进入讨论，让我们先来看一看现代科学的人口统计是怎样记录人类从出生到死亡这一事实的。首先我们先来看一下美国人口统计中所记载分年龄组，分性别的死亡记录（我们没有将美国的数据进一步按种族划分，因为种族在这里不属于我们主要讨论的内容。此外，因为美国作为一个整体其地理环境，生活方式，历史沿革基本上比较稳定，历史的数据也基本可比），我们把数字的记录以图表的形式展现出来。由于图较多，本书只选取1960年美国男女分年龄组分性别的死亡率作图。

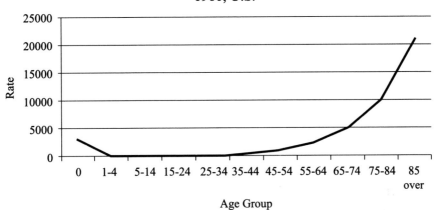

美国1960年分年龄组，每100,000男性人口死亡率（纵轴为死亡率，横轴为年龄组）

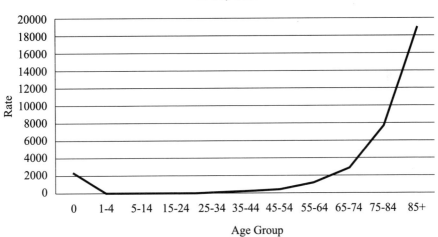

美国1960年分年龄组，每100,000女性人口死亡率（纵轴为死亡率，横轴为年龄组）

数据来源：U.S. Bureau of the Census, Statistical Abstract of the United States: 1991（111 edition）Washington, D.C. 1991:pp 75.

在这里，我们无意去比较男女死亡率的差别，也不想像人口学家那样去研究人口的动态变迁。我想提醒大家注意的是：分年龄组人口死亡率曲线的形状。从这两张图可以看到，不管是男性还是女性，1岁以下的人口死亡率都比较高，紧接着人口死亡率开始降低。这种状况一直持续到15~24岁，然后便是死亡率的逐渐增长，85岁以上达到最高。这里我们所展示的是美国分年龄组1960年的死亡率，不管是男是女，虽然在死亡率上呈现出高低的不同，但分年龄组死亡率的曲线形状却呈现出极为类似的线条，都是出生时较高，紧接着就非常低，然后便逐渐升高直至生命的终结达到最高。

由此可见，人类的分年龄组分性别的死亡率图形反映出了人类从出生到死亡之间所经历的生理上的过程，主导这一过程的力量在传统中医里被称作是"气"。可能有人会质疑：如果"气"代表着人类的一个生理过程，"气"有没有长短之分？你怎样测量"气"的长短呢？具体到某个人，应该怎样测量"气"的多少呢？

在这里，我想再引进一个人口学常用的一种表格：人口寿命表（如下图）。人口寿命表有若干种，常被用在人寿保险业、健康保险业、汽车驾驶保险业等领域。实际上，人口寿命表就是对一个人从A时间点能够活到B时间点的

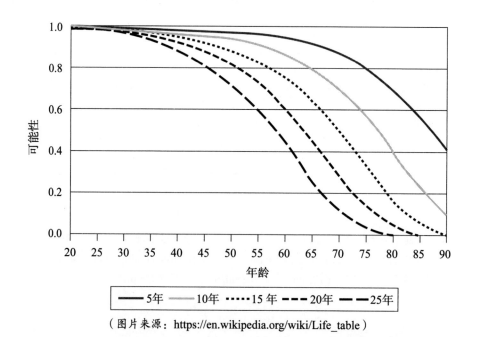

（图片来源：https://en.wikipedia.org/wiki/Life_table）

可能性的估计。下图中的横轴表示年龄点，纵轴表示可能性。纵轴中的1.0表示100%的可能，0.8表示80%的可能，依此类推。

现在简单解释一下这张图。图中的线条从上至下依次表示为继续生存5年的可能性；继续生存10年的可能性；继续生存15年的可能性；继续生存20年的可能性；继续存活25年的可能性。我们在横轴上找到20，表示人在20岁的时候，那么这个人继续生存5年的可能性有多大呢？在竖轴上我们可以找到对应继续生存5年的线条处于将近1.0的点上，也就是说人在20岁的时候继续生存5年的可能性将近100%，也就是95%以上。这人继续生存25年的可能性有多大呢？我们找到对应的线条，发现在竖轴上的对应点也在95%以上。如果这个人已经60岁了，那么他继续生存25年的可能性就只有40%多一点，继续生存20年的可能性略低于60%，继续生存15年的可能性则低于80%，而继续生存10年的可能性将近90%，继续生存5年的可能性则继续高于95%。基本了解了人口寿命表，也就粗略地了解了保险业及医疗业计算保险费用或健康保险费用的基础了，只不过根据需要，在不同的情况下加入不同的变量，产生新的预测和估算，就可以满足对分析的需要了。

分年龄组分性别死亡率也好，人口的寿命表也好，实际上都是从宏观上看人类生命的总体过程。从生物学的角度来看，这一过程是一个人类生理上的过程。人在从出生到死亡的过程中，不断地与各种外界因素产生着互动，因而作为一个平均值这些指标又不纯粹是单一的生理过程。我个人认为，为了区别于生物学，对人类这一生命过程所进行的研究或可被称为"人类生命科学"（Human Life Science）。世界上其他种类的生物都有着各自不同的生存环境，各自的寿命长短也不尽相同，因而把人类单独划分出来按照人类的特点来进行研究应该是这一学科的特点。

回到我们前面讨论的"气"或"生命力"的题目上来。人口寿命表所显示的实际上是一个经过计算后的平均预期寿命。这一平均值因种族、地域、环境、自然条件、生活习惯和文化等因素的影响而有所差异，但这并不影响它被看作是某一人口所表现出来的生命特征，从某种意义上来讲，这也就是中医所说的"气"在人的一生中的表现。在人生命的早期，人的"气"比较强盛，与之相对应的是死亡率较低；人到了中年"气"开始减弱，与之相对应的是死亡率开始升高；人到了老年"气"进一步减弱，死亡率也上升至更高，直到该年龄组的最后一个人离开，达到死亡率的最高点。在这里我想到另外一个大家所熟悉的词汇"生命力"（Life Force），或许可以被用来定义人类所特有的生命周期。生命力的强弱与人类的死亡率正好成反比，生命力强，则死亡率低；生命力弱，则死亡率上升。这一点在人口学中已经是司空见惯的常识。按照上面的解释，一个人在某一个年龄点上继续生存的可能性，就是对这个人的"气"的测量，也就是说，这个人的生命力有多强。生命力强者，继续存活的年限就长，反之则短。

有人可能会问：这么简单明了的关系，难道前人就没有注意到吗？很遗憾的是，前人的确注意到了我们前面讨论的一些问题，但后来转弯儿了。活力论、生命力、生物自动力以及"气"的概念都曾经被前人使用过，并被描述过。但随着现代科学、逻辑学、哲学等的发展，对生物的讨论便将生物逐渐细分为物理的属性和化学的属性。化学中又继续分为有机化学和无机化学，随着学科研究的继续深入，又产生了生物化学、物理化学、遗传生物学，等等。随着学科的越分越细，原来最早的生物学却慢慢地淡出了科学家的视野。现在只要研究生物就必然要和其他学科携手，而生物本来该有的一些特性却慢慢被人淡忘了。

还原"生命力"

对生物的领悟与认识很早就进入了人类的大脑，世界各地的古文明都有对自然、生物及人类本身的认知。文献的记载中对此有过一些较为详尽的描述，开始了早期对疾病的认识，并有了对一些疾病的处理方法。例如古老的中国，古希腊，古埃及和古印度等都曾有过类似的对自然与人，疾病与人之间关系的认识，世界各地也出现了一些杰出的代表性人物，如希波克拉底、华佗、张仲景等，这些人的特殊经历都是人类在历史的长河中与自然相处而总结出的宝贵经验。十八世纪初出现的"生物"一词也是源自古希腊文的合成，最早以拉丁文形式出现。

在早期人类与自然的接触中，世界上不同的文化中也就产生了诸如活力论、生命力、生物自动力及"气"等大同小异的词来描写这一生物所独有的特性。18世纪初"生物"一词的出现标志着现代生物学的崛起，之后，围绕着生物的分类，生物学逐渐将一个个生物体分解开来，直到发现了细胞，各种各样的细胞。于是对细胞的研究又把科学界的注意力几乎全都吸引过去，产生了对细胞的进一步分解。当今遗传学又取细胞而代之，基因的分析和对基因链功能的不断破解，使现代生物遗传的研究又上了一个台阶。现在我们已经能够利用基因技术创造某些人体器官，克隆某些动物了，相信克隆人的技术应该已经存在，或者说应该也不会太遥远了。

在生物化学领域，有机化学与无机化学过去曾经是泾渭分明，无机物就是无机物，有机物则有着自己的特性，只有生物体才能将无机物变成有机物。但这一结论在1828年，德国化学家弗里德里希·维勒（Friedrich Whler）首次使用氰酸钾与硫酸铵人工合成了有机物尿素而被打破。尿素是第一种由无机物合成的有机化合物，活力论从此被推翻。随着活力论的被推翻，生物学也就失去了曾经赖以支撑的理论支柱。

在科学领域、活力论、生命力、气，等等概念虽然都被挤了出去，或被人忘怀，但这个领域留下的空白却没有被填补，许多疑问和悬疑并没有得到解答。例如，人为什么会衰老？人类的繁衍只能通过两性的结合才能产生吗？如果没有活力论或生命力的概念，生物是凭什么产生、生长，以致最后死亡的呢？生物产生以后，为什么会出现之后一系列生物所特有的现象，而不是其他非生物所具有的特征和现象呢？我们可以注意到，自18世纪以来，虽然科学的研究有很多依赖于实验，但叙述性的，在对研究对象进行描述性的研究中，仍不时地透露出活力论和生命力的痕迹。

如果我们回头来重新审视一下人工合成尿素的例子，就会发现尿素的合成并没有否定生命力的现实存在。尿素的人工合成只是表明了在某种力或某种能的作用下，无机物可以转化为有机物。这也就从另一个角度证明，在一定的条件下，无机物和有机物之间是可以相互转换的。很可能，地球上的所有生物都起源于一定的条件下，受到了某种或多种带有各种"能量"作用的影响，继而产生了最原始的有机物。随着环境条件的不断改变，这些最原始的有机物（或生物早期的雏形）便缓慢地又在某种或多种条件的影响下产生了最早期的生命，并逐渐开始了各自的进化和演变。当然，现在看来这只是一个假说，还没有充分的证据能够证明。但这并不妨碍我们从中看到，能够人工合成尿素只是证明了无机物在一定的条件下可以转化为有机物，并没有证明生命力之说不适用于生物。也就是说有机物可以被人工合成与生命力的存在是两个不同的命题，各自有着不同的指向。对生命力问题的讨论，我们以后还要慢慢展开，还要通过举例来说明其用途，在这里先来看一些关于生命力的近现代的研究和发现。

现代科学有没有类似于人口预期寿命表这样的测量呢？现在我们就来看一下一个对于某些人说来还比较陌生的词汇"端粒"（Telomere）。端粒的发现是20世纪30年代的事。但真正发现它的作用与人体寿命的联系，则是近年来的事。那么什么是端粒呢？

A telomere is a region of repetitive nucleotide sequences at each end of a chromosome, which protects the end of the chromosome from deterioration or from fusion with neighboring chromosomes……In humans, average telomere length declines from about 11 kilobases at birth to less than 4 kilobases in old age, with average rate of decline being greater in men than in women.

（引自：https://en.wikipedia.org/wiki/Telomere）

简译

  端粒是染色体末端的一段核苷酸的重复序列，它起着保护染色体的作用，防止其退化或与邻近的染色体交融……人类的端粒长度在出生时平均为11kb（千碱基），而到了老年则不足4kb（千碱基）。男性的平均缩减速度要大于女性。

抛开端粒的其他功能不谈，仅就它的变化而言，它和人类的寿命预期曲线有着异曲同工之妙。人类的预期寿命是刚出生时高，随着时光的流逝而逐渐降低，直至归零，端粒也是在人出生之时呈最长状态，随着年龄的增长而逐渐缩短，风烛残年的人恐怕也就到了端粒最短之时。那么，端粒是否就是测量人生命力的标尺呢？或者说就是测量"气"的标尺呢？我们期待更多的研究来回答这个问题。

上面我们说了这么多似乎是"跑题"的内容，讨论也好像有些"不着调"。但是，别忘了我们是从"为什么心脏会跳动"的讨论上转过来的。经过以上的讨论，我们可以看到：

1.人的生命过程是一个有别于化学，物理的综合学科。

2.人的生命有自己的起始，也有自己的终结。

3.伴随着生命的起始，作为一个生物体，人的生命就自身携带着动力与创造动力的机制——生命力。

4.这种创造动力的机制随着生命的起始而启动。

5.这种创造动力的机制随着生命的终结而消失。

6.创造动力的机制的动力源来自人类对营养的吸收，进而在人体内转换成动力，用以维持生命的延续。

7.人类所具有的这种生物的特性具有其控制生死的特点，其始发点便是因其生物的特性而具有的生命力。

8.生命力的终点便是死亡之时。

9.凡是已知的人类群体都具有以上所描述的"生命力"或"气"。

一粒种子在适当的条件下，会发芽生长，或开花结果。但并不是因为这些适当条件的存在，关键在于这粒种子是一个生物体，只有生物体才能在适当的条件下生长壮大，并逐渐体现出生物体所具有的各种特征。如果把它换成一个非生物体，那么不管你的条件有多么适合生长，这一非生物体仍然不会像生物体一样成长壮大，完成自身的繁衍。因为我们人类和其他生物体一样，生来就自身携带创造动力的生物机制，这种机制决定了人的发育、成长、成熟、衰老及死亡的全部过程。一般来讲，不用依靠任何外来动力，人的生命力本身就可以制造满足自身需要的动力，但这种动力需要有不断的能源支持才能持续下去，这种动力的来源即人对营养的吸收。人以吸收来的营养为原料，制造出血液，通过血液循环，为身体各部分组织提供营养。人的心脏就是依赖人自身生命力的鼓动而搏动的。在人的生命结束时，生命力亦因此而消失，心脏也因此而停止搏动。

由此及彼，如果我们用心观察一下世界上的各种生物，就会同样发现所有的生物体都自身携带着生长、繁殖及维持自身生存的动力机制，根据不同种类的划分，这种动力机制造就了各种生物体各自的特性，其中也包括人。如果我们可以把这一特性叫作各生物种类的"生命力"的话，各种生物体也就有了各自不同的"寿命表"。作为一种平均值而出现的"寿命表"，在客观上就成为该生物体被量化的标尺。从统计学的观点来看，每一个个体所表现出来的生命力的强弱都不会太偏离这一标尺。

那么，问题又出现了，我们怎样才能测量一个人生命力的强弱呢？我现在没有答案。但是我想,这有可能成为一个科研项目,以一个人群所体现出来的寿命表为标尺,结合个人的具体情况,大概估计出个体的生命力处于哪一个阶段应该是可行的。现代的不同种类的保险业就是以此为准来运营的,因而,在临床医学的运转中,生命力同样可以被用来作为诊断及治疗的参数或变量。此外,对端粒的研究是否会给我们提供一个较为准确的测量方案呢?随着对生命科学研究的进一步深入,答案早晚会出台的。

前面我们对血液的几个方面以及生命力做了一些讨论。从讨论的结果看来,如果不出意外,人是一定会从弱小成长壮大,从强盛走向衰老进而走向死亡的。有没有可能通过某种途径使人不要衰老得那么快,或者将人的寿命延长呢?我们知道死亡是不可避免的,那么在人到老年时有没有可能让衰老来得迟一点,如果来的话也离死亡更近一点,从而使老年人的生活质量能有所改善,有所提高呢?这个问题我们在以后的讨论中还会展开。

能量何处来

生命力的延续直接推动了心脏的搏动,为了维持生命力的存在和继续,人体本身也需要有能量的补充。那么维持生命力本身的能量从哪里来呢?

在前面的讨论中我们已经了解血液给人的活动提供动力,无论是脑力活动还是体力活动都需要足够的血液供应。因此,人在高强度的体力活动中,如短跑和某些竞技活动,就需要大量的血液供应。如果供血不足,人就会感觉疲软无力,同时也就会像我们在本书前面谈到的一样,产生肌肉痉挛,其痛苦之状可想而知。由此可见,血液实际上是维持生命力不可或缺的能量来源。但血细胞也是有生命的,有血细胞产生的时刻,也有血细胞死亡的时刻,血液在人的新陈代谢过程中起的作用是其他物质所不能取代的。于是,又产生了一个新的问题:血液是怎样产生的?是什么因素促成了血液的产生?

经查询后,见到有一处对血液产生的讨论很有意思,尤其是网编的总结,并选出了最佳亮点。由于是讨论,网上打字时可能只顾快速,产生了一些失误。在此我将正确的单词用【 】括起来。另外,讨论所用语言稍显粗糙,可能是为了打字速度快而造成的吧。

Best Answer: Blood cells arrise【arise】in the bone marrow. There are two types of bone marrow, red bone marrow and yellow bone marrow. It is the red bone marrow that makes blood cells.

Red blood cells, which make up the bulk of blood, are produced from stem cells in the bone marrow. Stem cells reproduce in bone marrow and provide the raw material from which red blood calls 【cells】 can be produced.

A pluripotent (undifferenutiated) stem cell becomes a multipotent stem cell, which in turn becomes a unipotential stem cell, which is to say it is now a specialized cell destined to become a specific type of blood cell. After going through a few more stages it is released from the bone marrow, and ultimately becomes an erythrocyte, or mature red blood cell.

White blood cells, which are actually immune cells, are also produced in bone marrow from pluripotential hematopoietic stem cells, but go thorugh 【through】 different stages to eventually become one of the six types of immune cells classified as white blood cells.

There are other componants 【components】 in blood- plasma (the liquid componant 【component】), platlets 【platelets】, etc.which are produced by other specialized cells. Platelets, for example, are produced by megakaryocytes. Plasma is 90% water, but also contains other proteins, like albumin, that are produced by specialized marrow cells.

（引自: https: //answers.yahoo.com/question/index;_ylt=A0LEVriFOgNZtyQAVQ8PxQt.;_ylu=X3oDMTByMjB0aG5zBGNvbG8DYmYxBHBvcwMxBHZ0aWQDBHNlYwNzYw--qid=20090801160858AAypJkv)

简译

血细胞产生于骨髓。骨髓分为两种，红骨髓与黄骨髓。红骨髓负责生产血细胞。血液中占大部分的血红细胞是骨髓中的干细胞生产的。干细胞在骨髓中得以再生产并产生制造血红细胞所需要的材料。

未加划分的多能干细胞是一种多功能干细胞，也是一个干细胞的统一体，也就是说它是注定会成为一种特殊的血细胞的一种细胞。经过几个阶段后便从骨髓中释放出来，最终成为血红细胞，即成熟的红细胞。

白细胞实际上是免疫细胞，也是由骨髓中多能造血干细胞制造的。只不过经历的阶段有所差异，并最终成为六大免疫细胞中的白细胞。

血浆中还有其他成分也是由相应的特殊细胞制造的。例如血小板是由巨核细胞制造的。血浆中90%的成分是水，其中也包含着其他蛋白，如白蛋白也是由骨髓中特殊细胞制造的。

凡是生产都需要原材料，不同的产品需要不同的原材料。如果我们把血液的生产也同样看作是一种生产的话，那么血液的生产也同样需要有原材料的供应。可血液的原材料都是什么呢？

就此问题请教了几位专业人士，可惜的是，没有得到确切的答复。在图书馆的资料中也没有找到有关的确切资料。去网上查看，同样没有收获。只是听说现代的血液检查分析大概会产生几百个化验结果的指标，每个指标代表着不同事物的某一个层面。但是，这种分析是对一个成品结构的分析，并不代表投入的用于生产血液的原材料是什么。至于人体利用什么原材料来制造血液，得到的大多数答复都是"营养"，还特别提到了"铁"，这也就是为什么现代医学在治疗贫血时大都使用"铁"的补充剂（关于血液结构与血液量的讨论可参见前几章的内容）。与此同时，现代医学也注意到用含铁的补充剂增加血液的方法并非经常有效，在很多情况下，医生不得不使用输血的方法来挽救患者的生命。在全世界范围内，对血浆的需求一直呈上升的趋势，与此相矛盾的一个现实是，血浆的缺乏已经不是一两个区域性的现象，而是一个全球性的危机。

在全世界科学高度发展的情况下，我们已经可以合成很多种过去想都无法想象的物质，难道我们就不能合成人类急需的血浆吗？

不幸的是，在现阶段答案是否定的。我们至今无法合成人体所需要的血浆。现在世界范围内的血浆或是通过商业渠道取得，或是通过人们捐献取得，血浆的来源仍是人类本身。在全世界范围内对血浆的需求近几个世纪以来一直在增长，但是血浆的供应能力却远远不能满足持续增长的需求。这种供需之间的差距在召唤着新的产品的诞生。前面我们已经提到过对于血液的研究是一个很好的研究课题，尤其是研究生物材料的专职人员。在这里，我想再提出一个假想：人类的血液可否通过生物技术培养出来呢？对人所需要的血液的研究是当今医学界的一大课题，如果化学合成的困难太大的话，从事生物材料研究的科学家们可否考虑从生物培养的角度切入，培养出人类可以使用的血浆呢？

在我们还不能合成培养人类可用来使用的血浆之前，我们先来看看古人是怎样看待和处理这一问题的。

在中医院校以前的教材《中医基础理论》中有这样的记载：

血，主要由营气和津液所组成。营气和津液，都来源于脾胃对食物的运化而生成的水谷精微，故说脾胃为气血生化之源。如《灵枢·决气》说："中焦受气取汁，变化而赤，是谓血。"这里所说的"中焦"，即是指脾胃；"受气取汁"，即是指脾胃运化饮食物而生成水谷精微，并化生成营气、津液等；"变化而赤"，一般认为通过气化功能，将营气和津液变化而生成为血。

与此同时，该书也注意到在早期的中医著作中也存在着"其说不一"的现象。如《黄帝内经·素问》中的"阴阳应象大论"和"五运行大论"中均有"心生血"之说，但后世以脾胃生血的观点比较普遍。现引一二。

《黄帝内经》又云：荣者，水谷之精气也。和调于五脏，洒陈于六腑，乃能入于脉也。心主之，肝藏之，脾裹之，肺营之，肾泄之。生化于脾，总统于心，藏诸于肝，宣布于肺，随气运行，灌溉一身。夫人目得之而能视，耳得之而能听，手得之而能摄，掌得之而能握，足得之而能步，脏得之而能液，腑得之而能气。是以出入升降，濡润宣通者，由此使然也。

这一段把血液的生成、作用及这些功能由人体的哪一部分掌管都陈述得很清楚。在此，我们不能苛求古人为什么不把组成血液的成分解释清楚，更何况我们今天也还没有穷尽对血液的分析，更谈不上研究血液是用哪些东西制造的了。但有一点比较明确的是，古人认为脾胃是生成血液的脏器。既然脾胃是生成血液的脏器，其原料就顺理成章的必然是从食物中摄取的营养。这一点我们以后还要进一步讨论。

当今医学界把"胃"只看成是人体的一个器官，"脾"则是人体的另一个器官。按照中医所理解的脾胃的合作就能够生产血液了吗？如果中医和西医在这个问题上进行辩论，其结果可想而知：你说你的实验结果或解剖证据，我说我的理论推理，根本说不到一起。如果单是挑刺儿较真儿的话，我们可以看到，干细胞如果单独拿出来是造不了血的，同样的道理，仅仅依靠胃和脾，血浆同样也造不出来。在这里，我们必须把人体看作是一个整体，为了能够保持人体的各项正常功能，各个器官之间需要相互合作，相互协调，人体才能发挥出其生长发育，维持生存与繁衍的各项功能。那么古人所说的脾胃能够生血的意思是什么呢？

我个人的理解（可能有很多人也是这样理解），中医所说的"五脏六腑"实际上是人体的几大功能系统，它们相互依赖，相互制约，相互协作，各自发挥着各自的功能。它们依赖着和享用着系统提供的产品，发挥各自的功能，生产着各自的产品，并为它们之中其他功能系统提供自己的产品及服务。脾胃便是其中一大功能系统。

功能系统

如果我们打开一本最近出版的生理解剖书，我们一般都可以很容易地从细胞的认识开始进入对人体的了解。根据不同的版本，解剖学一般会对人体从骨骼关节、肌肉、心脑血管及循环系统、淋巴系统、神经系统、呼吸系统、消化系统、泌尿系统、内分泌系统、生殖系统及免疫系统分门别类逐章逐节详细讲解人体的结构及各自的功能。在学习了人的生理解剖之后，使我们能对人体的结构及功能有一个大概的了解。这些解剖学意义上的系统各自有着不同于其他系统的特点与功能，但看了这些结构及功能我们就能知道我们使用什么原料造血吗？不行，人到底是用什么材料来制造血浆，在科学高度发达的今天依然是一个谜。

如果要把人体进行划分的话，现代解剖学首先按照部位而后才是按照功能进行划分的，也就是按照哪一个器官在什么部位，它就属于那一点所属的部位。这在解剖学上就像地图的划分一样，非常清楚。一个特殊的名称就规定了它的属性与所在位置。每一个部位都有着其他部位所不能替代的功能与作用。如果我们打开中医书籍，会发现中医对人体也有部位的划分。在中医理论或中医诊断学里我们往往见到的都是"脏腑"的划分，有五脏六腑，五脏分别是心、肺、脾、肝、肾；六腑则分别为胆、胃、小肠、大肠、膀胱和三焦；还有"三焦"划分，分为上中下三焦等。在中医里面，还没有将分类细到基因的地步，更谈不到再进一步的细分了。那么中医都看什么呢？我个人认为，无论是五脏六腑也好，三焦也好，中医对人体的认识主要是以"功能"来划分的。在功能的基础上，研究各功能系统之间的关系及相互作用。

在我们还不能彻底明了究竟是哪些材料用来造血之前，应该可以假设，我们人所用来造血的材料是一种综合性的养分。这种综合性的养分可以来源于多种食材，可以是蔬果，可以是鱼肉，也可以是五谷杂粮。但是，有了材料就能够保证造出人类的血浆了吗？未必。就好像我们有了牛奶，并不等于我们有了奶酪，也不等于我们有了黄油；我们有了鲜花和各种植物，不等于我们有了蜂蜜一样，这几样东西都要经过特殊的加工才能生产出我们所需要的奶酪、黄油以及蜂蜜。除了容器及制作某种奶酪和黄油所需要的材料外，我们还必须有一定的温度条件，才能够将这一道道工序完成。蜂蜜的酿造同样也需要通过蜜蜂的努力才能制造出蜂蜜。

人体的造血也是同样的道理。仅有食物的养分和水分是远远不够的。所有的营养都要通过人体的各大功能系统的协作，才能把这些养分综合转变成富含营养的血液才能被人体所吸收。在这一基础上，再通过不同的转换，不同的渠道输送到身体各个需要的部位，同时把人体产生的废物通过各个渠道排出体外，完成人体赖以生存的新陈代谢。中医的分类也有很多说不清的地方，例如"命门"之说，它与五脏六腑有什么关系呢？又如"三焦"为六腑中之一腑，《黄帝内经》曾将其解释为人体的上中下三焦的部位，但在《难经》却又指出其是"有名无形"。在此，我们先抛开对古籍经典的考证，把各家学说的争议放在一边，让专门进行这方面研究的人士去讨论。以下我们就来看一下如果按照中医的功能系统划分的话会是怎样的一种情景。

《黄帝内经》中有这样一段话。

"岐伯曰：心者，生之本，神之变也，其华在面，其充在血脉，为阳中之太阳，通于夏气。肺者，气之本，魄之处也，其华在毛，其充在皮，为阳中之太阴，通于秋气。肾者，主蛰，封藏之本，精之处也，其华在发，其充在骨，为阴中之少阴，通于冬气。肝者，罢极之本，魂之居也，其华在爪，其充在筋，以生血气，其味酸，其色苍，此为阳中之少阳，通于春气。脾胃大肠小肠三焦膀胱者，仓廪之本，营之居也，名曰器，能化糟粕，转味而入出者也，其华在唇四白，其充在肌，其味甘，其色黄，此至阴之类，通于土气。凡十一藏，取决于胆也。"

从上面这一段引文可以看出，古人对人体的划分主要是以功能为依据的。从这一点出发，现试着将人体按照各部分不同的功能进行划分。在进行划分之前，先声明一下，以下的划分不是严格意义上的人体脏器的划分，而是按照功能进行的划分。但是，每一个功能系统不能够脱离其他功能系统而存在，功能系统之间存在着相互依存，相互依赖，相互支持的关系。因此，每一个功能系统中不仅仅有着自己系统的功能，同时也包含着其他功能系统所具有的功能。大概正因为如此，人体才能在某一个脏器被摘除之后，仍旧能够发挥整体功能的原因。当然，功能的强弱则是另一个问题。

"心"的功能系统

从现代医学的角度来看，心属于循环系统。但从中医的角度来看，心的功能系统却不仅仅是"心脏"这样一个器官。综合古人对"心"的概括，除了现代医学普遍公认的循环功能之外，心还包括了现代医学所讲的大脑的功能，也就是说人的精神、思维、情志、部分感觉、意识等都应该划入"心"的功能范围之内。由此产生的相应反应，也都归入心的功能系统所管辖。同样的道理，有些在现代解剖学里与心脏毫不相干的器官，在功能的划分中却体现着心的功能。例如古人所说的"心主舌"和心"开窍于舌"，就是以功能划分的例子。中医诊断时的"舌诊"其中一部分的原理便基于此。但是在现代医学里，你很难把舌头与心连接起来。现代医学中的很多与神经有关的问题，也有很大一部分与心的功能有关。此外，心的功能系统还担负着给人体所有器官的供血，从而直接或间接地影响着其他功能系统的功能及其所起到的作用。

"肺"的功能系统

与现代医学相同的是，中医也同样认为肺的主要功能是"主呼吸"。一呼一吸之间，肺将氧气融入血液，并通过血液循环输送到全身。人不可能停止呼吸，一旦呼吸停止，生命也很快走向消亡。由此可见这一功能的重要性。但是，肺的功能系统里还有些与现代医学不同的理念。例如肺"主宣发肃降"说的就是促进人体的新陈代谢，宣发是把带氧及养分的血液输送至全身各处，而肃降则是将人体不需要的废料通过某些渠道排出体外。这里我们就可以看到肺的功能系统有着与心的功能系统重叠的功能——循环。没有肺的供氧，心就会停止跳动，生命就会终结。同时我们也可以看到，肺与消化系统也有着功能上的重叠。在现代医学中，大肠属于消化系统，但在传统中医之中，大肠却和肺有着不可分割的联系。曾有记载，在阻止了家兔大肠的供血之后，所有试验的家兔均出现了"严重的肺损害"。除此之外，肺对人的情志、体液的分布，甚至人的皮肤的健康与否都有着很大的关系，这是不是又与中医理论所阐述的"肺主皮毛"有什么关系呢？后面我们还会举例讨论这个问题。

"消化"的功能系统

在中医的术语里，消化系统被称为"脾胃"。从字面上来看，似乎这是指两个不同的脏器，一个是脾，另一个是胃。在现代医学里，很难把脾和胃联系起来，并把二者称之为消化系统。但是不管是现代医学还是传统的中医学，都认为消化系统的功能是主管消化和吸收。可以注意到，这里提到的消化系统又出现了和其他功能系统在功能上的重叠。例如现代医学认为肾脏和膀胱是将不需要的体液排出体外的脏器，而消化系统的胃和肠道是把不需要的固体废物排出体外的脏器，二者分工很明确。我们这里提到的消化系统却和肾与膀胱有着重叠的功能，在把不需要的体液传送到肾与膀胱之前，消化系统要对人体的体液进行重新分配。在前面提到的造血功能中，我们一直没有明确人是用什么来造血的，现在也不可能将所需材料一一列出。但无可否认的是，只有足够的全面的营养才能产生用来造血的原料，而足够的营养来源于多样化的食物，对食物的消化和吸收却依赖于消化系统的功能。我们可以暂时搞不清制造血液需要什么原料，但我们可以肯定的是，人必须要有一个健全的消化系统，在此基础上才能完成对各种营养的吸收，提供造血所需的养分。中医认为，脾（消化系统）为"后天之本"是有其根据的。也就是说，人自出生以后，生命之所以能够延续，所依赖的最主要的功能就是消化系统，在这一点上，现代医学和中医似乎有着某种共识。查看现代医学的书籍，我们可以注意到现代医学的某些学派将人的肝和胆也划入到消化系统之内。对于消化系统功能的重要性我们在后面还会举例进一步讨论。

"肝"的功能系统

在现代医学里"肝"或许可以被看作是一个巨大的加工厂，可合成诸多人体所需的养分。同时它又是一个处理人体废料的工厂，人体产生的废物要通过肝的运作而排出体外，这一点似乎又与人的消化系统功能产生了重叠。如果我们见到的废物排泄主要是通过肠道的话，那它就必然和消化系统有着重叠的功能。但是别忘了，尿液的排出同样也有着和其他功能系统重叠的现象。在以上提到的功能方面中医与现代医学有着共识，这有一部分体现在"肝主疏泄"上。在功能方面肝也有和现代医学相同之处，认为肝与消化系统有着重叠的功能。中医认为肝与人的情绪、情志、精神、意识、思维活动等看似与人脑或心有关联的脏器功能也有着重叠。有些与此相关的症状现代医学基本上不会将其与肝联系起来，但在中医学中，医者会比较快地就会将其与肝联系起来，并通过对肝的调理使问题得到解决，症状得到缓解。例如，中医认为肝"开窍于目"，许多眼部的疾患都可以从肝的功能系统上找到病因，从而治之。

"肾"的功能系统

这里所说的"肾"的功能系统，包括人的肾、膀胱、整个泌尿系统及人的骨骼、听觉、牙齿和现代人所熟知的生殖系统等。如果放在现代医学里，听觉、牙齿属于肾的功能系统很自然地会被许多人视为笑柄，风马牛不相及啊，在中医理论中，这一切好像又都言之成理。例如耳鸣（Tinitis），现代医学是从人的神经方面，耳朵的结构及有无损伤上来找原因，并常将其归咎于年龄的增长，而在中医看来，耳鸣却是与肾的功能有着千丝万缕的联系。因而，治疗方法也往往从肾入手。虽然生殖系统在现代医学中是与肾脏的功能分开的，但在中医的划分中，生殖与泌尿统统都会被划入肾的功能系统。在中医理论中，有一项功能是与现代医学完全不同的划分，即肾的藏精功能，也就是肾的收藏和存储功能。正是因为肾有了收藏和存储的功能，才有了"肾主生长、发育和生殖"的理论。肾被认为是"先天之本"，一个人的身体素质如何，头脑正常与否，是否患有某种疾病，都不是其本人所能够决定的，决定权在这个人的父母，从现代医学的角度看就是基因的问题。由此可见，这些功能的不同归属及划分形成了肾为"先天之本"之说。在后面的讨论中我们还会提及这一点。

联系的根据

有人可能会质疑：凭什么对人体的功能如此划分呢？这种划分是否有科学根据呢？

就以上的问题我们想做一点技术方面的解释，从而使更多人能够了解划分的根据，并对人所患疾病的来龙去脉有一个大概的了解。

让我们暂时抛开现代的科学知识和我们对现代世界的理解，暂时回到古人所处的大自然之中。为了生存，人类必须经常性地四处觅食，将自然之中的一切用我们的头脑进行认识、分析、分类、归纳，总结出自己的经验，再把这些总结出来的经验返回到自己的生活实践中去。如果我们的经验比较正确，那么在以后的多次实践中将得到一次又一次的验证，逐渐变为我们对自然的认识，成为我们最初的知识积累。如果我们总结出的经验不正确，那么在以后的多次实践中我们将屡屡碰壁，而这些失败的经验将逼迫我们重新认识世界，重新总结归纳。如果我们的经验在之后的屡次实践中时而成功时而失败，我们也会对自己周围的世界进行再分析、再认识，用新获得的经验对自己的旧经验进行修正，形成新一轮的知识积累。人类就这样不断地发现，不断地总结，形成了我们今天的知识积累。我们还没有达到对周围自然世界的完全认识，当然我们也没有完善对我们人体本身的认识与了解，但我们已经获得了可观的知识积累。在了解了人类大概是怎样认识世界之后，我们来简要地讨论一下究竟这种认识是否科学。

现代科学中的实证方法有许多是通过逻辑的推理和数学的演算来加以证明的，或是通过现代统计学的证明得以实现的。例如，对人类生理的研究或对某种药物的效果只能通过统计学加以证明。在研究测定某一药物对某一特定疾病的作用时，在临床试验的基础上，用现代统计学的方法计算出该药物的可能有效率，可能出现某种副作用及其严重程度等，这些也都是计算出其可能性而得出结论的。

纵观人类社会的发展史，在现代数学及统计学产生之前，人类凭什么来决定某种食物可以吃，某种食物不能吃呢？在长期的实践中，如果我们今天食用了某种食物A，我们的身体得到了某种满足，在下一次觅食中我们仍然会选择A来充饥。如果我们反复食用A不仅得到了某种满足，而且发现A是安全的，那么食物A便作为可食用类。而食物B经过多次尝试，总是带来不适或某种危险，那么食物B就被划为不可食用类，正是这种长期的实践经验产生了对事物划分归类的结局。这种划分归类的基础是对某种可能性的归纳的结果，这种对可能性的归纳的发展便为数学和统计学奠定了基础。某一种可能性在生活中反复地出现，那它的出现频率就会很高，也就进一步确定了其可能性很大，用现代语言说就是概率较高。现代统计学所说的概率正是对这种可能性的推理及运算的结果。但是，我们后面的讨论有些还没有经过概率上的统计学运算，没有采用现代统计手段分析后得出的证明（因为这种手段还不存在或存在较大争议），所讨论的过程和结论是根据"可能性"合理推出的，技术上的缺憾则有待于统计学的进一步发展，"可能性"则有待于长期的研究来验证。

我们注意到，"可能性"在统计学上是一种"区间"，而不是一个"点"。对于长期的人类生理问题研究，现代统计学仍存在着以下几个技术问题：

1.在人类生活中，多元因素的影响及作用是客观存在的，要想单独提取一个因素来做统计分析是不现实也是不可能的，尤其是做长期的跟踪分析。在还没有非常有效的手段来解决这个问题之前，观察事物出现的频率，使用假设的推理有可能有助于进一步的研究或研究定向。

2.长期跟踪的统计分析手段，也叫时间序列分析。时间序列分析的前提是有着一系列的条件需要满足，因为时间序列本身是一种线性现象，但人的生理现象在某一阶段可能呈线性，但在另一些时段又并不完全是呈线性的。如果一个变量随着时间的推移而增长或减少的话，这一变量就属于时间依赖性变量。这种变量就成了时间序列分析的一大忌。但对于非时间依赖性的变量进行长时间的跟踪分析的手段让现在学术界心有余悸，怕被指控陷入不懂线性时间序列的泥沼而不能自拔。现阶段只能对某些非时间依赖性的线性现象进行横向分析，而非纵向的时间序列分析。有些研究人员认为仅依靠相关分析在时间序列分析中是不够的，当研究对象在时间序列中呈非线性现象时，技术上被认为是

"杂乱无章"，研究分析上便会束手无策，或被认为毫不相关。因此许多研究都避免使用时间序列分析，这一切有待于统计理论上的进步，进而引起技术上的进步。

先天之本与后天之本

什么叫"先天之本"？从精卵结合之时到降生出世这一阶段决定了一个人的先天之本。精卵结合之前男女的身体状况，环境的影响等会对胚胎的强与弱，正常与非正常，生命力的强弱起到极大的影响。先天之本是人在出生之时体质诸方面的综合体现。父母的基因组合，身体的健康状况，食物及环境的影响，情绪的好坏等都会对胚胎的形成产生极大的影响。精卵结合本身并不是一件太困难的事，千万年来人类本身的繁衍与族群的壮大就说明了这一点，不然的话早就在历史的长河中被淘汰了。但是，要想让以上各个因素都对人有利的话，却不是件容易的事。正因为这一点，才有了人出生时各方面的差异。在此必须重申，这种差异是人生理上的差异，而不是政治上或经济上的差异。因而，先天之本是不由我们每一个个体所能决定的，它对人出生之后的健康状况会有一定的影响，这一点我们在之后的讨论中还会提及。

人在出生之前，所有的发育成长都完全依赖母亲的哺育。人从出生开始，就脱离了母体对自己的哺育，要独立生活了。从现在开始，不管是哺乳期间还是人能够自己进食期间，人都要完全依靠自己本身的能力去进食、分解、消化、吸收营养和排泄糟粕，从而为自己的继续生长发育、种群繁衍、长大成人和开始自己的生活之旅而奋斗。

为了摄取营养，首先人要吃食物。食物进入嘴巴，便开始了它的被消化之旅。人要将唾液与食物搅拌，并将食物经过咀嚼切割成较为细小的半糊状吞入体内。在人的胃里，又会将糊状的食物与胃酸及各种酶搅在一起，通过人体本身的温度进行发酵，通过胃肠的蠕动，使食物在胃肠中得到分解，消化。在此基础上，肠胃才能够对人体所需要的营养加以吸收，交付给其他功能系统进行加工，制造出人体生长所需的血浆。与此同时，肠胃继续对糊状的消化物进行进一步分解，在吸收了一定的营养之后，肠胃便通过蠕动将糊状的消化物进一步分解，其中部分被分解为半固体状的排泄物，通过肠道的蠕动最终成为粪便排出体外。糊状消化物中所含的液体，有一部分被人体吸收，作为制造血液、泪水、汗液的原材料为人体所利用，另外的不需要的部分，则同样通过消化系统将其转送到人体的其他功能系统排出体外。例如尿液便是其中的一种。至此，消化系统的工作暂时可告一段落，待到下一轮食物或液体进入消化系统，这一工作程序将再次启动并循序完成以上流程。由于我们生命的延续依赖于这一套流程，而这一套流程的出发点在人的消化系统，所以完成这一套流程的系统又被中医称之为"后天之本"，即：人在出生之后所依赖生存的根本。

看起来，这是一套比较完整的生产工艺流程。如果我们把这看作是一套工艺流程的话，那么在这一阶段发生的任何意外或偏差都会对身体的其他功能系统产生影响。例如，肠胃的分解消化出问题，就无法给下一步操作提供原材料，接着就会出现吸收的问题，时间一长，人就会出现营养不良。再有，如果排泄功能出了问题，人就会出现便秘，腹泻，有时也会出现所谓的"完谷不化"的情况。那么，如果这一工艺流程出现了差错，将会对人体产生什么样的影响呢？我们将通过本书以后的几部分内容进行分析和归纳。

如果将上述的文字汇总的话，下面这两张图可能有助于我们的理解。我们先来看一下消化系统对人体各个系统的供养关系。

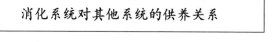

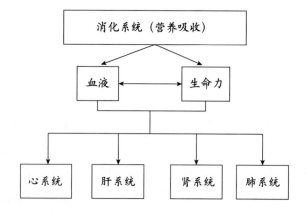

如果消化系统出了问题，后果将会怎样呢？很多情况下，消化系统的问题是通过血液的循环，人体的新陈代谢影响到其他器官的。下面这张图简要地概括了消化系统一旦出了问题将会产生的一些后果。

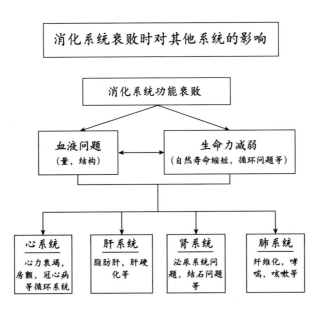

看了以上这些讨论，有人可能会产生许多疑问。消化系统真的那么重要吗？如果是这样的话，都有哪些因素会对消化系统造成破坏呢？下面我们就一些现象，结合现代医学所能够提供的一些疾病信息，综合讨论一下这个问题。

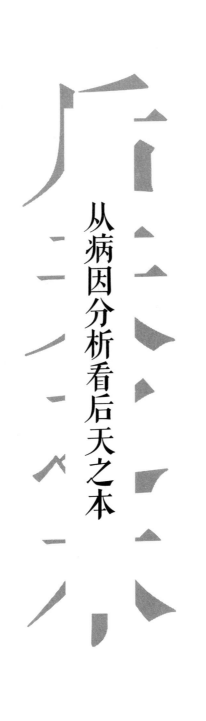

从病因分析看后天之本

谈生冷之害

　　说到生冷，大多数人都能够领会生冷为何物，但很少有人会领悟到生冷之害。有人可能会说：很久以前，在人类发现火的使用之前，我们人类吃的食物全都是生的。居住的洞穴也没有现在的空调，酷热与寒冷的交替应该是当时人们随着四季变化居住与生活的常态。

　　的确，这是我们人类的历史。无可否认，当时人类生活居住的环境和条件都无法与现代相比。直到火的发明与使用，特别是保留火种和摩擦生火的发明，对人类的历史产生了巨大的影响。现在我们在世界各地旅行的时候，大多数旅游景点都有冷饮出售，加冰块的冷饮已经成了休闲的必须。在和一些朋友谈起这一现象时，很多人认为这是人类发展的必然，是科技的进步，是人类现代生活的特征之一。用冰的低温来保存食物由来已久，据记载，中国、埃及、古希腊都曾经有使用冰来保存食物的历史。但真正食用冰或在饮料中加冰块却只不过有两百多年的历史，而"冰"真正在现代社会中普及开来仅仅是近几十年的事。

　　19世纪初，美国波士顿的一个富裕家庭夏季外出野餐，那时这些有钱人利用冬天储存起来的自然冰做冰激凌和冷饮。在烈日炎炎的夏日，这些冰凉的东西对受酷暑之害的人们来说无疑是一种极大的享受。家中的兄弟二人，尤其是弟弟弗莱德里克·都铎，在这种夏日的享受之中看到了商机。他们觉得如果在这炎炎夏日把这些冰运到美国南方比波士顿更热的地方出售，同时引导人们开始普遍地饮用冰镇饮料，只要人们尝到了冷饮的甜头，需求将永无止境。想到此，他们说干就干。于是兄弟二人把各自的资产汇集，雇佣工人冬天在新英格兰地区采集冰块，然后装船运到南方出售，同时向人们宣传与兜售消费冰凉饮料的愉悦与快感。但开始事情并没有像他们想象得那么简单，南方的人们一开始对此采取了拒绝的态度，谁愿意发疯似的花钱买冰块呢？不就一杯冰镇过的饮料吗？划得来吗？经过了几十年不懈的努力，历经失败、亏损，弟弟都铎想尽了各种办法，最后从医生与药店那里下手，借他们之口推销冰冷饮料，最终让南方的人们尝到了冰镇饮料的甜头，不仅心甘情愿地接受，而且最终迷恋上了冰镇冷饮及冰激凌。这一潮流很快就向全美国蔓延，对冰的需求量也随之增长。由此，都铎兄弟出售冰的买卖也越做越大，逐渐由南方市场向全国铺开。弗莱德里克·都铎也曾一度被美国人称为"冰中之王"（Ice King）。对冰冷饮料的迷恋及成瘾最终催生了家用电冰箱和冷冻柜的批量生产与普及，这些现代制冷电器的发明与普及将现代人的生活方式套牢在吃冷饮的习惯上。

"忌生冷"是中医的老生常谈，也是患者最容易淡忘且不予理睬的"医嘱"。作为医者，如果我们能将生冷之害对患者细细陈之一二，以理服人，恐怕后果会有区别。但关键在于我们只发出"医嘱"，而不是每一个人都能道出其中缘由来。在当今科技发达的时代，如果我们只是引用古文，而不能用相对通俗且合乎逻辑的解释来晓之以理，听者完全有可能将其当作"常谈"，这样的"医嘱"也就成了耳旁风。说穿了，为什么要这样做的问题是一个病理学的问题，也就是说我们为什么要这样做的理由。

为什么要忌生冷？生冷会对人体产生什么样的作用？生冷是否对人体健康有害？现在没有人能够用科学的"实证"来证明生冷之害。从现实及逻辑上看，喝一杯冰冻饮料，吃一份冰激凌一般都不会导致人的死亡，甚至连病都不会生。恰恰相反，酷暑之时，有冰镇饮料为伴，不仅祛暑，更可提神。这样一来，实践就不能证明生冷对人体有害，生冷有害的命题也就站不住，这一命题也无法被现代科学所证明。既然无法用现代科学来证明，食用生冷也不会产生什么不良后果，"忌生冷"一说就是不科学的，现代人也就不必忌生冷。至于服用中药期间的忌生冷问题，尤其是作为"医嘱"的忌生冷，更是可听可不听的了。

在讨论生冷是怎样作用于人体之前，有必要先来陈述一下我们分析讨论的几个基本条件，这几个基本条件是现实存在，并非凭空假设。如果没有搞清楚这几个基本条件，对这个问题的研究和讨论便会失去基础，讨论和研究便会成为空谈。

1.人是有别于冷血动物的恒温动物。人的正常体温大都维持在37℃左右。过高或过低的体温都会给人体带来不适或损害。

2.人的体温是由人体自身提供的能量维持的，能量的供应则依赖于血液的流通，即血液循环。

3.正常的血液循环是保证人体各器官运行的先决条件。没有正常的血液循环，人体各器官就会逐渐失去其功能，新陈代谢也就难以完成。人体的器官也会因此而受到损害。

以上几个基本条件是我们展开这次讨论的基础，也就是说我们讨论的是"人"，而不是其他生物或事物。

那么，冰冷之物进入人体内会产生什么样的结果呢？

首先，我们注意到，人的肠胃与冰冻饮料在温度上差距较大，这样大的温差会对胃肠产生什么样的影响呢？

我们都知道"热胀冷缩"的原理，对人体来说，在这种情况下热胀冷缩的原理同样适用。当人们把冷饮摄入胃肠后，冷饮与体温的差距会使肠胃的组织与血管遇冷收缩，这种因冷造成的收缩会降低血液循环的速度，从而产生胃肠道血液供应的不足，也就是我们通常所说的血液循环受到影响而减少了供血。如果我们是偶尔一次食用冷饮，这种温差的刺激只是在冷饮进入胃肠时才会产生上述的收缩及供血的问题，这种降温虽然可以持续一段时间，但当时所能见到的破坏和影响都很小，基本上见不到所谓的器质性病变。这也就造成了人们普遍认为冷饮不会对人体造成伤害的印象。因为这"偶尔一次"的频率对胃肠所产生的变化比较难以用科学的手段来测量，人的感觉也不会因这一两次冷饮而突然变差，相反的是，人们反而能从冷饮中得到一种愉悦感。如果食用冷饮之前燥热难忍的话，冷饮进入体内会觉得极尽清爽，烦热之情被冷饮一扫而光。仅凭这一点，就能让许多人上瘾。而现实的情形是，受冷过后的胃肠如果不再受到接二连三的冷刺激的话，过一段时间，血液循环会缓慢地逐渐恢复正常。因此，对消化系统的破坏尚不严重。

但是，如果一个人经常食用冷饮，每一次因冷饮造成的供血与血液循环问题在尚未完全复原的前提下又再次受到刺激，在血管收缩与供血不足的情况下又被追加下一次的血管收缩与供血不足。根据个人的情况不同，如果这种习惯延续足够长的时间的话，其对人体的伤害程度便会像滴水穿石一样慢慢地显现出来。长期因温差造成的供血不足会逐渐形成一个难以复原的状态，这种供血不足的状态必然会影响到胃肠的功能。在人的胃内壁有着高低不平的皱褶，这与生俱来的生理结构也保证了胃的弹性，它能够在一定范围内伸缩，这种伸缩是胃蠕动的基本形式，也是胃具备其功能的一种体现。从食物进入口内的吞咽，到胃肠的消化、吸收、排泄，以及营养的传输、对液体的重新分配等，一且因受冷而缺少供血，胃肠的各项功能都会受到不同程度的影响。久而久之，这种对胃肠功能破坏的结果便会日渐彰显，形成一些难治之症，或引发一些莫名其妙乃至不治之症。下面我们来讨论几个例子。

肥胖症

肥胖症是随着社会现代化发展而产生的一种所谓"富裕病"，也有人将其称为现代社会的"文明病"。关于肥胖，现在流行的说法是：吃得太多，营养过剩，活动太少，不胖能行吗？因此现代医学提倡大家少吃油炸、含糖量高、高热量食品，增加户外运动量，多吃蔬菜、水果以达到减肥的目的。为了达到这一目的，应运而生的各种生活方式，餐饮业和饮食行业纷纷推出"健康"饮食系列的产品，如高蛋白、低脂、无盐、无糖、无麸质饮食及素食、生食等，名目繁多，各种减肥项目也应运而生。从做生意的角度来看，这些项目确实做得很红火，铺天盖地，遍布世界。令人失望的是，许多减肥项目都是"过山车"效应，减了又增，再减还增，甚至增得更多，令人身心疲惫，丧失信心。实话说，正是因为我们的记忆太短暂，好奇心太强烈，忘记了前一次失败的经历，急功近利的心态不断驱使着我们一次又一次地扑向新出现的减肥项目。这就为以减肥为目的的行业提供了源源不断的生意，减肥的目的就像海市蜃楼一样挑战着想达到目的之人的胃口，能否抵达这一目的地则另当别论。那么，我们是怎么变得肥胖起来的呢？我们是否应该对产生肥胖的原因做一番重新审视呢？

有一种现象非常令人费解。如果像人们普遍认为的那样，肥胖症是因为营养过剩的话，为什么大多数的重度肥胖症患者经医生多项检查后都属于高度营养不良呢？这种令人费解的现象至今困扰着从医者、营养学家和病理学家。各种猜想如雨后春笋纷纷冒出，随之而来的则是以减肥为目的的各种商业化活动。我们知道，现代的拳击和举重比赛是按体重划分级别的，体重较重的有重量级，体重较轻的有轻量级。这种划分的根据在于：体重大的人力量也必然大，反之亦然。但现代的肥胖症患者却不是这样，重度肥胖症患者基本上都是体重超人，而他们的力量却难以支持自己日常的生活起居。他们难以独自完成生活的自理，生活中的许多活动需要在他人的帮助下才能完成。这种现象是不是与我们现有的认识相悖呢？

　　当今科学如此发达，难道就破不了这个谜了吗？如果我们冷静下来，退一步想，是不是我们研究的方向有误，从而产生了南辕北辙的现象呢？综上所述，我们可以看到，肥胖病是近几十年才开始流行的，在此之前虽然也有人体重超群，但那毕竟是少数，没有达到像现在这样几乎可以被称之为"瘟疫"似的情景。而就在这近百年左右的时间内，我们注意到家用电器的流水作业与批量生产的能力使得冰箱从贵族的厅堂走入了寻常百姓家。由此，如果我们把这一现象与肥胖症连在一起，我们是否可以从"冷"的角度来分析一下这种现象与肥胖症的联系和病理传导呢？

　　前文提到，冷饮会对胃肠造成伤害，影响胃肠的正常功能。胃肠的功能之一是对摄入的食物及液体重新分配。我们摄入口内的食物凡是含有水分的，进到胃肠中都要经过一系列的加工处理后被重新分配，人体本身会吸收和利用一部分液体，而那些不需要的液体则由胃肠及其他脏器通过尿、汗、泪、痰、呼吸、蒸发等渠道排出体外。一旦胃肠的功能出了问题，水分便会在进入正常渠道之前渗出到它本不该去的地方。到什么地方去呢？这就要看身体的哪一部分比较薄弱。这些液体的渗出不是以纯水的形式表现出来的，这些液体中不可避免地夹杂着脂肪、钙、蛋白质等物质，并在所渗出部位慢慢地沉积下来，待水汽从人体慢慢地排出后，逐渐形成在肥胖症患者身上见到的"赘肉"。

　　此外，在前面我们谈到过"热胀冷缩"的原理，在冷饮进入胃肠时所引起的反应。有人可能会问：如果承认热胀冷缩的原理，那么遇冷之后人体应该"冷缩"才是，怎么反而会出现"冷胀"呢？且慢，我们先来看一看"冷"是怎样作用于人体的。"冷"物或液体进入人体后，由于热胀冷缩而造成的血管及器官的收缩引起了供血不足，长期的供血不足会使胃肠器官产生两种极端的现象。其一是胃肠因长期受到寒冷刺激而缺血，器官因缺血而处于紧缩的状态，这种状态影响了胃肠的功能，人会因其影响而营养不良，表现出来的其中一种症状有可能是骨瘦如柴。注意，这是因为缺乏营养而造成的骨瘦如柴，并非"冷缩"造成的。其二是器官因缺血而功能受限。我们的胃壁充满了大小不同的皱褶，大小肠的肠壁也分节有序，使我们的器官具有一定的弹性，之所以要形成这种生理结构是要保证胃肠的蠕动，没有胃肠的蠕动，摄入的食物就无法被分解、消化，营养也就很难被吸收。此时，受寒冷影响而造成的供血不足也会影响胃肠的功能，从而影响了胃肠对液体进行再分配的功能，造成食物及液体进入胃肠之后，人体不需要的液体与其他代谢物不能按正常的渠道被排出体外，却因胃肠分配液体功能的丧失而中途渗出，至于液体及其他代谢物渗出到什么部位，要看身体的哪一部分较为薄弱，这部分液体便有可能在这些薄弱的部分率先渗出。关于这一点我们以后还要举例说明。

这里先来看液体渗入到人体的胃肠组织。受某种因素的影响，当胃肠组织的血液循环受到影响，供血减少，功能也有所减弱。在这种情况下，液体渗入便有了可乘之机。水液渗入胃肠组织后，胃壁与肠壁的细胞会因积水而形成肿胀（现代医学常把这种现象称为炎症，Inflamation），从而进一步降低了胃肠的功能，与此同时原有的胃肠壁的弹性也会逐渐丧失。在胃肠壁弹性逐渐丧失之时，胃肠壁便会呈瘫痪或半瘫痪的状态，这种瘫痪或半瘫痪状态在人体的外表便形成了人体外表的松懈，因内部胃肠松懈而形成腹部下坠。

说到这里，我不由得想起了自己所经历过的一些小事，可能对理解冰冷与人体的关系会有所帮助。本人曾经作为知青上山下乡。有一次吃完饭利用剩余的灶火添水刷锅，为了节省，将热乎乎的刷锅水用来拌猪饲料。届时正值冬季，猪饲料在喂猪的槽里冒着蒸汽。猪跑过来呼哧呼哧的就开始吃，看着猪吃得香自己也有一丝成就感。这时有一位老农从旁边经过，站住脚看我喂猪。他很快就注意到了冒着蒸汽的猪食，走到旁边伸出手指轻轻蘸了一下，回过头问我："热的？"我点头称是，还在为自己的聪明与勤快得意。没想到老农接着说，"以后不要喂热食，不好长膘。"我听了一愣，向老农请教个究竟，但我没有得到"为什么"的解答。当时老农告诉我，只有喂冷食猪才容易长膘（那时农村没有冰箱，所谓冷食即不煮不加热的常温）。在此之后，我注意观察了多次，在喂冷食之后，猪吃饱了就很快地找个舒服地方卧倒，许久都不愿意动一下。懒惰至此，不肥也难啊。

另一件小事是当时自己刚刚开始偷学中医，村里没几个人知道。有一次经过一家大院，一位老农正在院子里杀猪，见我经过便问："见没见过人的肠子肚子什么样？"我听后摇头，表示没见过。老农见状笑着说："下一次来看我杀猪吧，猪的肠肚和人的一球样（即和人的一样）。"他的话引起了我的兴趣。之后在得知他下一次杀猪的时候准时到场，在一旁问东问西。老农也很有耐心地给我讲猪的内脏各部位。当我见到"板油"时不经意地问了一句："板油和肥肉有什么不一样？"得到的答复是："板油更香啊。"当时这个答复没有完全满足我的好奇心，自己决心试一试，看看究竟有什么区别。于是我请他下一次杀猪时给我留一块板油，同时再给我留一块同样重量的肥肉（即皮下脂肪）。

板油和肥肉到手后，我回到了知青的灶火间（当时集体户只剩我一人了），点着火，把板油切成块，放进锅内。一会儿，就看到油脂慢慢地从切好的板油块中溢出，同时散发出一股诱人的香气。慢慢地，板油块儿在锅里变得越来越小，四周的油脂慢慢地变得像水一样，托着漂起的越来越小的板油块儿。最初略显乳白的板油块儿在锅里慢慢地变成了金黄色的油渣，似乎再也没有油脂出来的时候，便把油渣捞了出来，放到嘴里，又酥又香。此时便体会到老农的话的正确性。在此之后便将肥肉也如法炮制，但令我感到惊异的是，肥肉块儿没有像板油块儿那样慢慢地朝外溢出油脂，而是一上来就开始噼里啪啦地"暴跳"，似乎是谁在往热油锅里洒水。为防止浪费猪油，我赶紧拿盖子盖住锅。过了一阵儿，听锅里不再有"暴跳"声了，才敢把锅盖掀开。这一次，虽然肥肉和板油的大小重量差不多，但肥肉的出油率比板油要少很多，大概只有三分之一是油脂。肥肉的油渣比起板油的油渣要硬很多，量也大一些，约有肥肉总量的三分之一，并且没有那么香酥。关键是有将近三分之一的肥肉好像不翼而飞了，没见到油，也没见到油渣，去哪儿了呢？事过多年之后，才回想起来那消失的将近三分之一的肥肉很可能是水分，在加热"暴跳"时蒸发了。

如果把这两件小事引申开来，老农注意到猪吃热食不容易长膘，这只是一个经验之谈。但这一经验来自多年的观察，也就是说，这一现象出现的频率高了，老农从中总结出了这一点。这也为我们的讨论提供了一条线索：冷食喂猪使猪容易上膘。那这一条是否也适合人类呢？

另一条是猪的板油和皮下脂肪的含油量有较大的区别，皮下脂肪（肥肉）中含有大量的液体和其他不会遇热而出油的物质。冷食与肥肉，这二者之间有没有什么联系呢？

前面我们曾经提到过冰冷食物进入人的胃肠之中可能产生的反应。现在让我们重新温习一下。以冰激凌或冰水为例，当冰冷的食物进入人体之后，由于较大的温差，胃肠会对冰冷食物产生相应的反应。热胀冷缩的原理使得胃壁与肠壁遇冷收缩，而收缩本身也就造成了血液循环的减少。偶尔一次的冷食或冷饮造成的供血和循环的问题，需要一些时间才能慢慢恢复。但是如果一个人每天都食用冰冷的食物及饮料，那么这个人的血液循环就很难恢复到其应有的状态。胃肠的功能也会因供血及循环的减少而逐渐减弱或消失，随着胃肠功能的消失，胃和肠会形成一种半瘫痪或瘫痪的状态，从而在人体的外形上造成胃腹部凸出，有些则产生下坠。

生冷与肥胖

乍一看这一小标题，很多人会认为这是一个"伪命题"，因为这二者之间似乎没有什么关系，也就是俗话说的"风马牛不相及"。

在本书前面我们曾经提到过胃肠的一般功能，其中也包括消化系统的功能。那么生冷与肥胖这二者之间可能的关系则是：由于生冷的食物与胃肠的温差较大，在生冷食物进入胃肠时，胃肠的血液循环便会受到影响。偶尔的一次食用生冷，肉眼是观察不到胃肠有什么变化的。但是如果一个人长期食用生冷食物，胃肠是否仍然会和原来一样，不产生任何变化呢？

如果冷饮因其温差会对人体健康有害，生食的温差没有那么大，也会有类似的作用吗？现在时尚的"原生态""素食""生食"不都是现代健康生活方式的代表吗？遗憾的是，时尚并不表示正确，也不一定会带来良好的结果。那么，生食是怎样作用于人体并造成伤害的呢？

在讨论这个问题之前，我们可以先来做一个小实验。在烈日炎炎的夏天，做三碗同样的生菜沙拉。一碗放在酷热的室外，遮盖好；一碗放在屋内室温环境中（有空调），也遮盖好；另一碗则遮盖好放入冰箱储存。几个小时后，我们就会发现，室外的那碗沙拉已经开始腐烂变质，不宜食用了，而室温环境中的那碗仍可食用。隔日，我们再来看室温环境中的那碗，此时恐怕已经"色、香、味尽去矣"，但存放于冰箱之中的那一碗却仍可食用。

从这一小实验中我们可以看出，温度在促进食物分解腐化的过程中有着不可替代的作用。这也就是众多中医古籍中提到的食物在胃肠中的"腐熟"的过程。在这一过程中，没有温度就谈不上腐熟，没有温度，食物在胃肠中就不能被很好地分解、腐化，从而被人体所吸收。试想，没有温度，酸奶怎么做呢？奶酪（cheese）缺了温度做得成吗？人体在分解消化食物时需要能量来维持胃肠的功能，这种能量来自血液的供养，也就是血液循环。生食要求胃肠消耗更多能量，用来腐熟和分解消化食物。如果一个人的消化系统功能较完善，偶尔生食并无大碍。如果一个人的消化系统已经比较弱了，在缺少足够的能量维持胃肠的正常功能时，低于体温的生食会更多地消耗胃肠的能量，使胃肠的供血"寅吃卯粮""入不敷出"，对功能本已薄弱的胃肠造成进一步的损害。在临床上有时我们会听患者说未见任何肠胃不适，但不时会有"完谷不化"、便秘、胀气、便溏、腹泻的情形出现，殊不知，这正是胃肠功能衰败的表现之一。

那么，生冷是怎么和肥胖联系起来的呢？

在前面我们谈到过，如果长期食用冷饮及冷食，冷饮及冷食的低温会造成胃肠壁血管的收缩，因血管收缩而带来胃肠壁的供血不足，因长期供血不足，胃肠壁的功能便会产生变化，导致胃肠壁的抽紧或麻痹。因胃肠壁的抽紧而导致的功能丧失直接造成了胃肠对食物的消化和吸收紊乱，外在的表现可以体现在人的营养不良、消瘦等方面。因肠胃的麻痹和松懈导致的功能丧失则会造成人体体液分配的紊乱，由此而引起人体皮下脂肪及体内脏器周围脂肪的增加，这种现象在人体外表呈现出来的就是肥胖。

《中国研究》

《中国研究》是一本从食物营养的角度探索营养与健康之间关系的著作。20世纪90年代初，我已经从新闻媒体中听说了这一研究，其中包括了让千百万人感到不解的肥胖问题。我当时感到很兴奋，觉得这很可能为快餐遍地的美国提供了一种完全不同的生活方式，食物会变得更加健康和有滋味。但转念一想，好像有什么地方不太对劲儿。美国康奈尔大学终身教授坎贝尔博士认为大量食用高蛋白高脂肪类食物很容易导致高血糖、高血脂、肥胖症和心脑血管疾病，难道这是真的吗？别的不说，就拿高蛋白来说吧，我国西藏，青海和内蒙古的牧民们常年都以肉、奶为主，绿色食物（蔬菜水果类）非常少见，但他们身体都比较强壮，也没听说他们患有高血糖之类的病症。我不清楚他们的血液分析会是怎样，但他们之中几乎见不到胖人。这怎么解释呢？不管怎样，因为没有见到坎贝尔博士的研究论文，当时只认为，如果美国人真能照此改变生活习惯，很多慢性疾病将会大大减少。

随着时间的推移，《中国研究》一书出版了。在它刚一上架之时我就买了一本，仔细地阅读了几遍，当时读完的感觉是：好像没有像刚听到这一研究时那样兴奋。为什么呢？有可能是自己在此期间回过中国几次，有时觉得好像中国的现实没有像研究中所提到的那样完美。21世纪初回国时注意到，过去身材较瘦的中国人好像集体发了福（印象仅限于中国的都市）。坎贝尔博士在书中曾发问"真搞不明白，为什么摄入那么多卡路里却最不爱运动的人居然不发胖，奥秘何在？"然而，20世纪末及21世纪初的中国却没有了坎贝尔博士所描绘的情景，中国人的面貌已经"焕然一新"，摄入高卡路里而不发胖的情景已成历史。在中国，麻辣烫及酒宴似乎成了很多人生活的日常，"水桶腰"已经不足以形容某些人的身形了。更有意思的是，就连过去饮食口味比较偏甜的地方，如今都在大吃麻辣。坎贝尔博士书中提倡的中国生活方式怎么会让中国人变成这样了呢？这样的现实与《中国研究》结论之间的矛盾会不会降低研究结论的说服力？是西方快餐食品入侵中国市场的结果吗？肥胖将会给人的健康带来很多问题，从心脑血管疾患到癌症，从高血糖到精神层面的疾病，照此下去，这和美国的情况相差多少呢？难道这就是现代化的必然吗？难道中国人没有看到这种情况吗？这样的情况难道没有人重视吗？

十几年前，当《中国研究》刚出版不久，有一部分美国人确实很受启发，愿意为了自己的健康而改变多年形成的生活习惯。可现在呢？几乎没有人再效仿中国人的生活方式或饮食习惯了，很可能他们也看到了研究结论与现实之间的矛盾之处。是数据出了错？还是方法不对头？有可能是研究的结论错了吗？

回过头来再仔细阅读了坎贝尔博士的《中国研究》，可以注意到，坎贝尔博士对这一研究的态度是很严谨的，研究方法也是正确的。根据他的团队调查得出的数据看来，《中国研究》中的结论也是理所当然，甚至可以说是必然的。那么究竟是哪儿出了问题，让科学研究的结论与之后的现实相差太大，甚至可以说相差得有点离谱呢？

再仔细翻阅《中国研究》时，忽然注意到了一点，即《中国研究》数据采集的时间，书中多次提到该研究的数据采集于1983年。究竟是1983年开始的这项研究呢还是1983年完成了数据的采集，书中没有明确指出。1983年意味着什么呢？翻开中国的现代历史，我们很快就会注意到，1984年中国的经济发展仍处于比较低下的水平，无论从生活水平来看还是从人口的教育水准来看，都无法与现在的中国同日而语。随着改革开放，国外的快餐业也开始进军中国，油炸食品、汉堡、冷饮、甜品等开始逐一进入中国市场。随着改革开放，中国人的家庭生活习惯也在慢慢地产生着变化，在冰冷饮料和冷食普及开来之后，造成了消化系统的衰败，消化系统的衰败直接导致了胃肠的松懈和功能的丧失，除了人体皮下脂肪增厚体内脏器聚集了许多脂肪之外，胃肠的松懈造成了人体外表胃肠部分的凸出和下垂。

可能的佐证

有人可能会问：有什么证据可以证明胃肠出了问题体液的分配就有问题？怎么能够知道胃肠产生了瘫软现象？谁能证明胖人的皮下脂肪中含有大量的水分？怎么能够证明是冰冷导致了胃肠的瘫软？

是的，仅凭着我当年喂猪和观察杀猪时的经历是不足以说明问题的。这只是我由此及彼的推断，它有可能是对的，也可能是完全错误的。那么我们该怎么办呢？我们不可能在街上见到个胖子，就问他（她）可不可以对他（她）进行一下解剖吧？可世上之事，还往往真有"踏破铁鞋无觅处，得来全不费功夫"的巧合。2016年初，我见到一则英国的广告，称正在拍摄一部有关肥胖人尸体解剖的纪录片。尸体解剖？肥胖人？这正是我想了解的。

在还没有进行解剖之前，让人们首先注意到的是，尸体的皮肤表面已经有一些半透明的水疱形成，这是由于外界的低温与死者体内蓄积的水在失去血液循环后开始向外渗出而形成，在肥胖人身上，这一点尤为突出。与此同时，英国病理学家奥斯本博士注意到，死者通体都有水肿，用手指按压时会造成凹陷。这些表面检查透露的现象意味着死者身体内蓄水较多，医学界一般将其称之为炎症。但这种炎症往往都具有水肿的特征。如果全身都具有这种水肿特征，这种特征往往是造成心力衰竭的主要原因。从死者的外观看，胸部与腹部向外凸出较明显，四肢靠近躯干部分比较粗大，是比较典型的肥胖体型。

紧接着，当胸腹被切开后，首先闯入我们视线的是皮下脂肪，又黄又厚又油腻的皮下脂肪。与此同时，我们也可以看到死者的所有脏器都包裹着一层厚厚的脂肪。几乎所有的脏器都比应有的要大，且颜色偏浅。大肠要比一般普通人的粗很多，正如我们前面曾经讨论过的那样，大肠可能是长期受寒冷温度的影响，肠壁出现了供血不足，颜色较淡。由于长期供血不足，肠壁产生疲软、松懈，在外观的表现就是腹部凸出。大小肠的肠壁宽松、疲软，增加了大小肠在腹腔中的体积，也就是我们在这次尸检中看到的——粗和大。

奥斯本博士在对死者的心肺进行解剖时注意到，死者的肺里同样存在着蓄水的炎症。由于水液与血液混在一起，死者肺里的血液就显得比正常的要稀，颜色也比正常的要淡。肺里的积水会导致人的呼吸困难，这也就是我们在临床上经常看到的心脏病患者常伴有气短，吸而不进气的现象。从逻辑上讲，如果肺泡中有液体渗入（随着血液进入），肺泡的弹性必然会受到影响，这样一来，肺泡吸收氧气的功能也必然会受影响。

接下来解剖的是心脏。奥斯本博士注意到，死者的心脏除了被大量的脂肪包裹之外，比起她应有的心脏体积要大出近一倍，重量也同样超出近一倍。虽然心脏偏大，但心肌的弹性及硬度都远不及正常人的心脏。人的心肌紧硬，表示心肌的弹性较强，因而泵血的力量也较强，反之亦然。在对心室做横切片时，奥斯本博士注意到，心脏偏大、心肌偏软、心室壁却很薄，并呈松懈状。奥斯本博士对此的解释是：因为肥胖，死者生前心脏一直处于超负荷运转状态，及至某日，终于不堪重负，导致心衰。如果我们可以进一步展开推断的话，就会发现，死者的心脏有可能是长期缺血而出现的功能性衰竭，这一点还体现在死者的血液颜色较淡，血液中有较多的其他液体呈现。在血液量缺乏的情况下，其他体液便会渗入血液，将其稀释。但这种被稀释后的血液不具备正常血液所包含的营养，从而心脏本身也会因为长期缺乏营养而逐渐衰弱。原来充满正常血液的心肌，因为得不到营养的补充同时又超负荷运转，最终便会出现松懈、疲软以至于衰竭。这也就可能是尸检中见到的心脏偏大、心肌偏软、心室壁却很薄并呈松懈状的原因。

对于死者的胃，奥斯本博士没有太多的评论。他注意到死者在去世之前曾进食，胃的大小与其本人身材比例相配。当然，这说的是相对于死者肥胖的体型而言。也能够观察到，死者的胃也存在疲软松懈的现象。

肝是奥斯本博士评论较多的脏器。死者的肝体积极大，颜色较淡。奥斯本医生认为，像这样大的肝脏属于重度脂肪肝，如果死者不是意外死于心力衰竭，以后必将引发肝癌、肝硬化或肝坏死。在做肝切片时，可以看到死者的肝中水分较高，肝的颜色非常淡。奥斯本博士认为，死者的肥胖同时给肝脏增加了很多脂肪，使得肝脏不能正常发挥其功能。因为缺乏血液的量，身体中的液体长期渗入血液，将血液稀释，年深日久，便形成了肝脏的颜色偏淡，这种血色偏淡的现象不正是因为血液中融入了其他液体的结果吗？膨胀的肝脏正是因为长期被稀释了的血液充斥，所以才变得如此庞大；因为血液被稀释，长此以往肝脏里面充满了被稀释的血液，肝脏的颜色变淡也就在情理之中了。

最后解剖的是肾脏。同前面几个脏器一样，肾脏的外围包裹着一层厚厚的脂肪。在对肾脏进行切片之前，就可以注意到肾脏的表面有几块凹陷，用奥斯本博士的话讲，这些属于疤痕组织，可能是死者生前患有高血压所致。但死者从未见或有记录称其曾有过肾脏的手术或创伤，在此，奥斯本博士称这是因为肥胖和血压的问题而导致。此外，肾的外观上也显示出与其他脏器共同的特点，颜色偏淡，疲软松懈。

以上简单介绍了有关肥胖症患者死后进行尸体解剖的纪录片。在此我们向捐献遗体的志愿者表示感谢，如果有兴趣可以到英国广播公司（BBC）的官方网站，搜索"Obesity, The Post Mortem, BBC, Nov.24, 2016"观看全片，总结出自己的看法，以便相互之间切磋交流。

从BBC的纪录片中我们可以简要地总结出以下几点：

1.死者的身体，各个脏器都存在着炎症或水肿。

2.死者的脏器普遍颜色偏淡，外形肿胀。

3.皮下脂肪丰富，遍及全身。

4.身体各器官普遍疲软松懈，缺乏弹性。

5.身体各器官均被较厚的脂肪包裹。

从死者身上总结出的这几点可以看出，死者浑身都有水肿，包括体内的脏器。那么水是从哪儿来的呢？仅从死者患有高血压这一点来看，不足以有这么多水肿。再者，我们知道，人体内的水分主要是从人的口腔进入的。我们吃的食物、喝的水或饮料，凡是有水分的物品进入口腔，都会继而进入人的胃肠——人的消化系统。如果人的消化系统功能正常，食物和水分会在肠胃中得以正常的腐熟、分解、消化,并进行养分的吸收,然后进入最后一步,废物的排泄。在这一过程中胃肠便将水分重新分配,人体会吸收一部分供全身各脏器使用,然后再将不需要的部分排出体外。当然,最后这一部分的功能是协同肺、肝和肾的系统共同进行的。由此可见,人身上的水肿不是从外部侵入人体的,而是人体消化功能衰败之后才有可能造成的。这一衰败使人的消化系统分配体液的功能产生紊乱,人体不需要的体液,如尿液、汗液等在排出体外之前,中途产生了渗漏,具体渗漏会发生在哪个部位却因人而异,这就要看人体的哪个部位比较薄弱,有可能是一个部位也有可能是多个部位,渗漏往往发生在人体最薄弱的部位。

冰冷之物(包括液体)进入人体之后,首先受到影响的当属消化系统。久而久之,胃肠会产生水肿膨胀、疲软松懈。从身体内部来看,则是肠胃疲软松懈之后受地球引力影响向体前下方凸出,与此同时产生的体液渗漏在各器官外围造就脂肪层,同时也逐渐形成了皮下脂肪的堆积。

以上我们围绕着冰冷食品和人的消化系统,引用了许多间接的资料,并不是想要证明冰冷食物或饮料会导致肥胖,这二者之间不存在直接的因果关系。衰败的消化系统才是疾患的根源。冰冷会导致消化系统的衰败,其他因素也会导致消化系统的衰败,消化系统的衰败才是导致肥胖的真正原因。

另一个极端的反证

有人可能会问:冰冷食物和饮料用久了就一定会产生肥胖吗?回答是否定的。这样的话,一个逻辑问题就来了,既然不能肯定冰冷食物和饮料会导致肥胖,前面我们推导的这个逻辑就很可能不成立了。在此,我想再重申一遍,冰冷食物和饮料不会直接导致肥胖,前面讨论的是消化系统的衰败才直接导致了肥胖的产生,但消化系统的衰败同时也会导致其他一些现象的产生。在这里让我们再来看一种疾病,Crohn's disease,中文翻译成克隆氏症,又称克罗恩病。这是一种什么病呢?

克隆氏症是一种肠道炎症疾病(IBD),可在口腔至肛门的任何部位发生。其症状包括腹痛、腹泻(若炎症严重可伴有出血)、发烧、消瘦和体重下降。在消化道以外另有并发症,其中包括贫血、皮疹、关节炎、眼睛发炎和终日疲乏等。皮疹有可能是炎症，也有可能是脓皮症或结节性红斑导致的。患者出现肠梗阻为常见现象，患此症之人极易转成肠癌。克隆氏症的发病原因不明，一般认为，有此遗传的个体在环境、免疫系统与细菌感染综合作用下易患此病，无论是外科手术还是药物治疗均对此病无效。1920年以来，特别是在发达国家，此病的发病率呈增长趋势。

从症状来看，克隆氏症属于消化系统疾病，但确诊起来却不那么容易。炎症的发生往往是因为某种细菌大量繁殖超出一定限度导致。如果这种病是因为炎症的话，验出细菌即可确诊。但事情不是那么简单，肠镜能够看到的不一定就是克隆氏症，更何况小肠的检查极为困难，很难发现。因此，克隆氏症的诊断既需要检查各种症状，又要结合患者的诉说，还要比较排除与其他病症混淆的因素，才能给出一个相对准确和客观的诊断。

下面的图片为患有克隆氏症的患者同时又患有似乎与消化道无关的病变的照片。

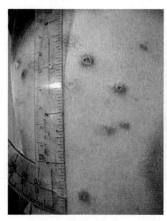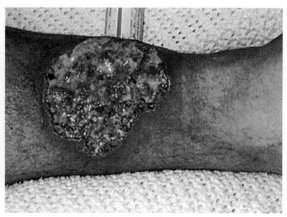

结节性红斑和脓皮症

（图片来源：https://en.wikipedia.org/wiki/Crohn%27s_disease）

这到底是怎么回事呢？从图片来看这分明是皮肤病，怎么会是消化道疾病呢？与消化道毫不相干的病怎么会产生在以消化道疾病为主的患者身上？但是，从临床的角度来看，患有结节性红斑和脓皮症的患者却未必都患有克隆氏症。这一下逻辑就有点儿乱了。

如果我们换一个角度，利用我们前面讨论过的，但尚未被科学所证明的这些"可能性"来分析一下，会不会有什么结果呢？那我们来试试看。

克隆氏症的表面症状很让人困惑，又是腹泻，又容易患肠梗阻；不仅不肥胖，反而会体重下降；不仅有消化道问题，还会有与消化道毫无关联的并发症。首先从现代医学的角度看，我们确定，这是一种消化道疾病。因为消化道没有发挥其应有的功能，才有了消化道的不适，例如腹痛、腹泻等。再从消瘦的症状来看，患者肯定会有吸收的问题。因为只有肠胃功能不好，不能很好地吸收营养的人才会消瘦。吸收不好的原因又是因为消化系统功能很差，但消化系统的功能为什么会很差呢？有一种意见认为有可能是因为遗传，如果真是这样的话，患者很可能从小就应该有这种病症。但从统计所标示的数字看来，发病率较高的年龄段为15～30岁。此外，研究还发现，此病发达国家更为常见，1970年以来，发达国家的发病率一直呈增长趋势。

这里，20世纪70年代是另一个引起我们注意的时间点。第二次世界大战以后，美国不仅普及了冰箱，而且还普及了冰冷饮料和冷食的饮食习惯。这与我们前面讨论的内容几乎相同。但是美国的冰箱与冷饮的普及之影响并没有马上在消费者身上表现出来，从前面对肥胖问题的讨论可以估计出，滞后的时间大约在20年左右。几乎在同一个时段，克隆氏症的发病率也开始上升，而克隆氏症已经在医学界基本上被定为消化系统疾病。同样可能是因为消化系统衰败造成的美国人口的肥胖率与超肥胖率几乎也是在同一时期开始上升，现在已经发展到了有点难以应对的境地。那么，克隆氏症居然会与肥胖病的发病率几乎在同一时期呈增长趋势，这难道是时间上的巧合吗？

肥胖症与克隆氏症从表面症状来看似乎相差很远，肥胖症主要以体重过重、皮下脂肪过多为其特征，而克隆氏症则以腹泻和消瘦为其特征，如果同是消化系统的问题，为什么同是因为消化系统功能衰败，而疾病的外在表现却截然相反呢？冰冷在这里的作用是怎么体现的呢？前面的讨论中我们曾经提到，在冰冷饮料或冷食进入胃肠的时候，因为温差较大，造成胃肠的供血减少，久而久之，会产生两种截然不同的结果。一种是因为供血的减少，影响了胃肠的正常功能，其中包括了体液分布的功能，使体液渗漏到人体其他部位，逐渐形成脂肪层或其他类似的纤维组织积聚。与此同时，胃肠也产生疲软松懈，在体表的表现就是肥胖。而另一种也是因为供血减少，但胃肠功能却因缺血而紧缩，直至功能的消失。这一类的功能消失直接影响了对食物的分解和消化，使人体只能吸收极少的养分或几乎不能吸收任何营养，这就直接导致了人体的消瘦。这种情况下的体液分布不是渗漏到人体的某些部位，而是随着食物及其他液体一起在地球引力的作用下下滑，形成腹泻。由于长期的营养不良，人体的造血功能也同时受到影响，影响了人体血液的量，在没有足够血液量的前提下，其他一些看起来与消化道无关的疾病也相应地出现了。没有足够的血液，也就等于没有足够的营养，人体的新陈代谢也就无法顺利地完成。这也就是我们刚才看到的因为消化系统的问题造成了人皮肤上所呈现出来的疾患。在表面上看来，肥胖与羸瘦是两个截然不同的概念，但其发病的根源相同，消化系统的衰败是其发病的根源。与前面所讨论的道理一样，美国及其他发达国家的克隆氏症很可能是因为消化系统衰败引起的（这与冰冷饮料与冷食的摄入有关）。当然，冷食不是直接原因，而是因为冷食影响到了消化系统，然后才产生的这种"解释不清的"克隆氏症。

自身免疫性疾病

在现代医学的分类中，克隆氏症并不属于自身免疫性疾病。如果克隆氏症让人感到束手无策，自身免疫性疾病则更会让人头昏眼花，那么什么是自身免疫性疾病呢？

根据定义，自身免疫性疾病是人体免疫功能失常，转而攻击正常的身体功能。已知的自身免疫性疾病就有80多种。自身免疫性疾病在人体各部分均可发生，常见症状有低烧和乏力，各种症状时有时无。

自身免疫性疾病发病机理不明，如红斑狼疮可能带有家族性遗传，有些则可能因感染或环境因素而引发。常被认定为自身免疫性疾病的有乳糜泄、1型高血糖、格雷夫氏症、肠道炎症、多发性硬化症、牛皮癣、风湿性关节炎及系统性红斑狼疮等，所有这些自身免疫性疾病在诊断上都比较困难。

自身免疫性疾病的治疗要依症状的种类和严重程度而有所区别，治疗上常会使用非甾体抗类药（NSAIDs）与免疫抑制剂，有时也会静脉注射免疫球蛋白。这些治疗仅有助于暂时改善症状，但不能治愈。

美国约有2400万人受到某种自身免疫性疾病的困扰，女性发病多于男性。自身免疫性疾病通常起病于人成年之后。症状包罗万象，身体的各个部位都有可能生发出某种莫名其妙的症状，让人摸不着头脑。因此，在医学界中有一句不是笑话的笑话，"凡是你不知道是什么的病都可以划归自身免疫性疾病"。

那么，自身免疫性疾病真的就那么"杂乱无章"，无序可循吗？我们可以循着前面讨论中所提供的线索，试着分析几种属于自身免疫性的疾病。

风湿性关节炎（Rheumatic Arthritis）

在现代西方医学中，风湿性关节炎、红斑狼疮、痛风都被划入自身免疫性疾病之中，这里我们暂且把它们先都放在一起讨论，看能否找到一些有用的线索。

什么是风湿性关节炎、红斑狼疮和痛风呢？现代医学发现，风湿性关节炎是一种人体的免疫系统开始向人本身进行袭击的疾病。这种进攻不仅限于关节，还可遍及全身。风湿性关节炎最常见的是软骨及关节处的衬垫受损，最终导致骨头的直接摩擦而受损。风湿性关节炎常会影响手指、手腕、膝盖和肘部，呈对称状，如不及时治疗几年内即可导致严重的畸形（见下图）。风湿性关节炎常发病于20岁及以上的人群。儿童发病常伴有皮疹、发烧、疼痛，最终会造成残疾并影响日常活动。

红斑狼疮是一种胶原血管的疾患，常见与较严重的关节炎共存。其症状包括皮肤红痒、对光高度过敏、脱发、肾病、肺的纤维化及经久的持续性关节疼痛。

痛风是因为尿酸结晶在关节处沉积造成的炎症肿胀。另有一种不常见的痛风性关节炎则是由焦磷酸钙的菱形晶体组成，也叫类痛风。痛风性关节炎初期往往只涉及一个关节，随着时间的推移可延及多个关节甚至致瘫。如果药物的使用不能降低尿酸或通过肾脏增加尿酸的排出，尿酸的水平与痛

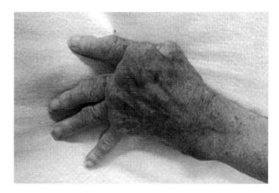

风湿性关节炎造成的手指畸形
（图片来源：https://en.wikipedia.org/wiki/Rheumatoid_arthritis）

风的症状就不能得到控制，就会转换成迁延性痛风。

从对以上疾病的描述看来，上述三种疾病都存在着以下现象：

1.灼热与疼痛。

2.病患处有红肿现象。

3.发病之处常与关节有关。

既然三种疾病有着不少相同之处，我暂时先将痛风提出来讨论。为什么？没有别的原因，只是因为我能够找到较多的有关痛风的信息。下面我们简单介绍一下现代医学所了解的痛风。

痛风是关节炎的一种，以红、痛、灼、肿在关节处反复发作为其特征。疼痛来势凶猛，在12小时之内便疼痛难忍。大约有半数的痛风发作于大脚趾关节处，并可能造成痛风石、肾结石或尿酸肾病。

痛风是血液中尿酸升高造成的，当尿酸过高便会形成晶体，在关节、筋腱及周围的组织之中沉积下来引起痛风。痛风在大量食用肉类、大量饮用啤酒后容易发病。痛风的诊断可依关节液及痛风石的存在而做出，但痛风发作时血液中的尿酸有可能正常。

西方人群中有1%～2%的人在一生中的某一时段会患痛风。近年来痛风在世界范围内有发展的趋势，这和新陈代谢疾病的增长、人们寿命的延长及饮食的变化有关。年老的男性更容易患此病，过去人们常把痛风叫作"国王疾患"或"富人疾患"。

历史上对痛风的描述，与现代痛风病患者所表现出来的症状几乎完全一致。在医学上常把痛风与大量饮酒（尤其是啤酒）、食用海鲜及女性的更年期联系在一起。从对痛风的描述中可以看到，过去痛风常是有钱人得的"富裕病"，一般平民老百姓患此病者不多。这一陈述从一个侧面反映出"吃"对痛风的影响。那么，人又不能不吃，吃得好了人就会得痛风，那怎么才是正好呢？我们先不忙作出结论，再来温习一下以上对痛风的描述。

1.痛风患者血液中的尿酸升高。且慢，我们好像很少听说过年轻人，尤其是青少年患痛风的。他们好像对痛风有"免疫力"。年轻人血液中的尿酸通常也会较高吗？这一点我们不清楚。但我们知道，年轻人中患痛风的人很少。查询过的资料中也发现中老年人更容易患此病。

2.近年来西方人群中的痛风患者有增长的趋势。据信，这可能与人们的生活方式、饮食习惯及新陈代谢疾病的增长有关。1990—2010年间，人们患痛风的比例大幅度增长。

3.痛风发病率高的人群（在西方社会）以大量食用肉类、大量饮用啤酒、体形肥胖者为主。

好了，从上面引述的资料来看，痛风应该与人的饮食有关，尤其是与"美食阶层"有关。看来如果一个人吃了上顿没下顿，经常处于生活困难的情况下，患痛风的可能性会比较小。而饱食终日、食不厌精的人，患痛风的可能性就会大一些，要不怎么会有那么多富人患此病呢？从前面综述的资料看来，1990—2010年期间，西方人患痛风的比例翻了一番，这难道又是一个巧合吗？从时间上讲，我们在前面讨论了在美国随着食用冰冷食物的普及，美国人口中患肥胖病的人数开始失控，肥胖人口比例开始上升。究其原因，我们前面讨论时提到，很可能是因为生活习惯的改变，其中包括冰冷食物的增加，造成了人体消化系统功能的衰败。这种衰败造成了人体体液分配的紊乱，从而引起了人体器官的松懈，皮下脂肪的沉积，同时人体的造血也受到了影响，从而影响了人体的新陈代谢。有没有可能因为造血功能受影响后，造血功能下降。而在此时，受到影响的新陈代谢功能没能将人体内的废料及时排出，而使某些体液进入血液，患者的血液就可能已被稀释，造成了某些关节红肿、灼痛。这有没有可能是血液中的其他液体融入的结果？由于其他液体的融入，血液不能够为肌肉、筋腱和骨关节提供养分，才产生了痛风所具有的那些症状。痛风是一种新陈代谢性疾病，患者也以体形肥胖者为主，加上西方痛风患者在近年来快速增长的趋势，不正是印证了至少痛风的一部分病因是由于消化系统功能的衰败，才有了新陈代谢的问题吗？

干燥综合征（Sjögren Syndrome）

干燥综合征是又一种自身免疫系统疾病，让我们先来看一下什么是干燥综合征，干燥综合征都有哪些症状。

干燥综合征（Sjögren Syndrome, SjS, SS）是一种以液体分泌腺受损为特征的自身免疫性疾病。其表现往往是口、眼干燥，其他症状包括皮肤干燥、长期咳嗽、阴道干涩、手足麻木、浑身无力、肌肉及关节疼痛以及甲状腺等问题。有以上症状的人比没有以上症状的人更容易患淋巴瘤（约高出5%）。干燥综合征的主要特征是干燥逐步加剧，主要表现在口腔和眼睛上，部分患者最终发展成为结膜干燥症。患有结膜干燥症者往往并发阴道干涩和慢性支气管炎。干燥综合征会造成皮肤、鼻腔、阴道发干，同时也会影响身体其他部分，包括肌肉、肾脏、血管、肺、肝、胰腺、神经末梢及大脑等。有些人也会伴有食道或肠道疾病，如胃管反流、胃酸缺乏或胃瘫等，伴有乏力及思维迟钝的慢性疼痛也颇为常见。

与其他自身免疫性疾病一样，干燥综合征的发病原因不明。可能与遗传、环境和其他因素综合在一起有关。

干燥综合征是仅次于风湿性关节炎、系统性红斑狼疮的第三大风湿性自身免疫系统疾病。发病率未见明显的区域性差别，世界各地均有发生。因对该病的诊断标准的差异，对此病的研究尚不够系统。据估算，美国约有50万~200万干燥综合征患者。有些研究认为美国有3%的人口患有此病。此外，90%的干燥综合征患者为女性。

这张照片是从网上查来的比较典型的干燥综合征患者的舌象。当然，患者绝不只是舌头有症状，身体其他部位同样会出现症状。这里引用舌面的照片仅仅是为了举例说明问题而已。

这又是一种莫名其妙的病，对吗？很多人看过一遍之后都会感到，这些莫名其妙的症状就足以让人头昏脑涨了。症状发起在身体各部分，好像各部分没有什么联系，怎么会都凑到一起去了呢？但是如果把这些零散的信息凑在一起，请一位比较有经验的中医来看，他（她）可能很快就会做出阴虚或血虚的判断。仅凭上面舌头的图像也会得出中医称之为"伤阴"的印象。如果真是"阴虚"或"血虚"的话，那我们就来试试看能不能把这些症状的因果关系理顺。

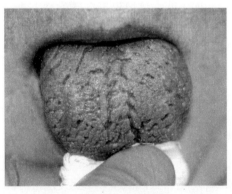

干燥综合征患者舌象
(图片来源：https://www.pinterest.com/pin/184084703491406948/)

在本书的前面我们曾经讨论过血虚的问题，涉及血液的结构和血液的量的问题。当血液的结构或量出现问题的时候，我们很容易就想到是不是吃的东西不对了。食物的结构中是不是蛋白缺乏？是不是谷物太少？是不是微量维生素的摄入有问题？看起来好像都不是。如果是结构的问题，现代医学中所使用的药物"铁片"就能够比较有效地解决问题。此外，医学界并没有发现素食者或肉食者更容易患此病。那问题到底出在什么地方呢？

血液的结构与量的缺少都与造血的机制有关。在各种原因中有一个可能性是食物中所含有的造血所需成分缺乏，久而久之，摄入的营养不足，最终导致血液的生产匮乏。但从现在所能得到的信息来看，这一条似乎站不住脚，因为患此病的人群并未发现食品结构中的营养太少。另外一个可能性是血液生产过程中的某个环节出了问题，那么就要看造血的生产环节哪一步出了问题。

干燥综合征的表现好像不仅仅是血液出了问题，体液好像也同时出了问题。干燥综合征的病名就是因此而被叫起来的。奇怪的是，大多数干燥综合征患者每天都喝不少水，但仍解决不了干燥的问题，这样一来，单纯地注意造血功能好像又不够。干燥综合征中的"干燥"是什么原因造成的呢？

首先，人身上的体液不能靠外界注入或渗入而取得。也就是说，洗澡、游泳、淋浴、潜水等钻入水中的活动基本上不会给人体内部增加液体，人体表面沾上的水分并不会大量进入人体内，并且这种"沾"只能说是短暂的。人体内部的液体只能靠口腔的摄入（输液等强行注入则另说），从口腔进入的水分首先要进到消化系统中，由消化系统对其进行处理。前面我们曾经对此进行过讨论，现在我们再来复习一遍。任何液体进入人体之后，首先要由消化系统对其进行处理，在胃及肠中将其与其他进入胃肠的物质进行混合。人体需要的部分体液被分配去其他脏器，使各脏器在体液的补充上得到满足，不需要的部分则继续下行，进入有关脏器备用，或寻其他通道而排出体外。在这里我们使用"体液"或"液体"而不用"水"是因为此时的液体已经不是纯水的概念了，其中混入了蛋白质、钙质、脂肪、维生素及各种矿物质等等，成为一种混合的体液。

干燥综合征的症结可能就发生在胃肠对液体的吸收和再分配之中。如果消化系统的这项功能衰败，不能像正常的消化系统那样对进入人体的液体进行吸收和再分配的处理，一种可能发生的情况就是，在进入正常的液体再分配之前，由于功能性失控，液体较快地被直接排出体外。人体各器官无法吸取本该摄入的液体，也就无法对摄入的液体进行再分配，各脏器无法得到在正常情况下应当摄取的液体，其结果必然是干燥。现代医学对人体症状的观察注意到了肠胃的一些异常，可惜的是没有把它作为可以由表及里探索的一把钥匙，进行深入探讨并加以重视，症状的观察也就仅仅停留在观察与描写之上。因此，干燥综合征所表现出来的各种症状，说到底就是因为消化系统的功能产生了病变，尤其是在消化系统对体液再分配的功能上出了问题所造成的。

硬皮病（Scleroderma）

硬皮病（Scleroderma）是又一种自身免疫系统疾病。让我们先来看一下对该病的介绍及该病的各种特征。

硬皮病是一种自身免疫系统疾病，其症状可涉及皮肤、血管、肌肉和内脏器官。病变可见于局部皮肤及全身皮肤，也可以影响到内脏并涉及皮肤。症状可见皮肤增厚、僵硬、乏力、遇冷时末梢循环变差。

硬皮病发病原因不明。风险因素包括家族病史、遗传因素及长期接触二氧化硅。非正常结缔组织的生长机制是由于身体的免疫系统攻击正常的组织所致。对该病的诊断是基于本人的症状加之皮肤的活检和验血结果。

硬皮病的5年存活率大约85%，10年的存活率则小于70%。这要看其兼症如何。例如皮损范围有限的患者其10年存活率为71%，系统性大面积皮损的患者10年存活率由1972年的54%上升到2001年的66%。造成硬皮病患者死亡的主要原因有肺动脉高压、肺纤维化及肾危象。硬皮病患者极易转为癌症（特别是肝癌、肺癌、血癌和膀胱癌）和心脑血管疾病。

硬皮病常在20~50岁期间发病，当然任何年龄都有患病的可能。女性发病的概率要高于男性5~9倍。

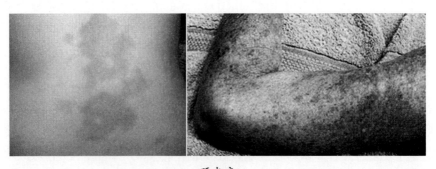

硬皮病

（图片来源：https://en.wikipedia.org/wiki/Scleroderma）

硬皮病，说实在的，这一病名的命名和翻译并不太恰当。硬皮病，顾名思义应该是皮肤发生病变。在古希腊文中"sclero"意为"硬化"，"derma"的意思是"皮肤"，放到一起翻译成硬皮病是没有错的。但实际上这种病的症状不仅表现在皮肤的表面，在人体的内脏中也同样可以发病。不管怎样，我们在这里仍然坚持使用硬皮病这一词，如果有人在讨论中见到并非皮肤的症状时，不必见怪就是了。

从以上对硬皮病的简单介绍，我们可以得出以下的印象：

1. 硬皮病基本上不是与生俱来，大多数患者都是后天发病。
2. 硬皮病容易有兼症，容易转为某些癌症。
3. 硬皮病患者内脏容易出症状，容易有纤维化，并引起肾的病变。

由此看来，硬皮病，至少从现有的病理学理解来看，不属于遗传性疾病。另外，从硬皮病与身体其他内脏可同时发病的情况看来，硬皮病或许只是一种表象而已，反之亦有可能。

在本书前半部的讨论中我们曾经提到，人体体表的症状很有可能是人体内部功能的问题。也就是说，除了创伤性或外部因素入侵体表之外，体表所表现出来的大多数症状都是人体内部功能衰败或紊乱的表现。硬皮病从表面上看来是皮肤发生了病变，但其根源很可能是人体内部脏器的病变。从逻辑上来讲，人的皮肤要靠血液来提供养分，只有在血液充足的前提下，人的皮肤才会滋润而有光泽。如果皮肤没有足够的血液供养，则上述的状态就很难出现。前面的讨论中我们也涉及血液的问题，血液不仅有量的维度，且还有其他维度。如果血液中渗入了一定量的体液，使血液稀释，所含有的营养成分便大打折扣，血液为身体各部位提供的营养就会成问题。皮肤因为没有得到足够的营养，便产生了上述的种种病态，这一点也很可能成为硬皮病的另一个致病因素。

说到这里，有人可能会提出：前面的讨论曾经注意到血液被稀释之后，可能会造成水肿等炎症，而硬皮病却大多数不存在水肿的问题。与此恰恰相反，患者的皮肤常常出现干燥、皲裂的情形，这又如何解释呢？

在这里我们需要提到的另一点是血液的功能。

在本书的开始，我们曾经对ALS, MS, CFS等疾病的症状进行过讨论，从逻辑角度推测，这些疾病很可能与血液的量有关。血液的量在人体内发生短缺的时候，人体各部分器官的正常供血也就相应地减少。但是，与此相矛盾的是，人的心脏在血液量缺少的情况下，不能够因为血液不够而停止跳动。血液量少的这种状况不是一天两天形成，而是需要一段时间才能够逐渐形成。在这一缓慢的渐变过程中，人体固有的一种自我调节机制会自动启动，在血液量逐渐减少的过程中，为了保证心脏仍然能有足够的血液维持循环，人的体液便会自动渗入血液之中以维持血液的总量。在这里我们必须注意到，在这种情况下人的血液量得到了保证，但血液的质量却不一样了。混入了体液的血液不再具有正常血液所应有的营养成分，这样的血液虽然在血液量的维度上得到了满足，但在"质"的方面却打了折扣。人体的血液循环使用这种被稀释了的血液，短时间内人体不会有任何特别异样的感觉，也不会因此而出现不适。但因为这种被稀释的血液不具有正常血液所应具有的各种营养，时间一长，人体就可能会有疲倦之感，或有其他症状产生。因为血液中所含有的养分不够，人的皮肤也会受到影响，或出现皮肤表层的积水，也就是我们通常所说的水肿或炎症，或出现皮下脂肪的增加，如我们通常所说的发胖，但这种发胖在皮肤表面却会显现出滋润的表象。再者就是皮肤因长期供血不足，人体所产生的废料不能及时排出体外，在体表沉积下来，逐渐角质化，形成了今天我们所见到的硬皮病。

　　转了一圈儿，好像我们又回到了血的问题上来了。不管是血液的量不足，还是血液的结构出现了问题（即血液的成分有问题），归根结底都是造血的功能有问题。如果造血的器官（现代医学认为是"骨髓"）出问题，现代医学的各种检查和化验将会发现其问题所在。但如果是因为造血所用的原材料不足，问题就又回到了人体的消化系统上来了。消化系统出了问题，人体就很难吸收足够的营养，或对营养的吸收有所"偏嗜"；没有足够的营养（造血的原材料），造血功能就面临着"巧妇难为无米之炊"的尴尬局面；血液不足（或被稀释）就会产生上面我们所讨论的诸多现象，也就是疾病的各种症状。

　　从以上几种病症的讨论中可以看出，病症的表现可以各异，患者的感觉也千差万别，在现代医学中对这些病症的分类也各不相同，但起病的根源总离不了血液、体液、吸收、循环。总之一句话：离不开人体的新陈代谢。而人体的新陈代谢有相当一部分要依赖于人的消化系统，用中医的观点来看，所依赖的就是人的"后天之本"。

多系统萎缩症与肺纤维化

前面我们曾经讨论过，人体造血必须要有足够的材料。如果没有足够的原材料用以造血，人体的各项功能同样会受到损害，甚至丧失其应有的功能。现实是这样的吗？下面我们来讨论几个例子。

在本书的开始，我们就ALS，CFS和MS的症状进行了简单的介绍和一些讨论，现在我们再来介绍另一种疾病，叫多系统萎缩症。虽然这种病症并没有被划入自身免疫系统疾病，但就其症状及一些其他特点来看，这些疾病都有相同或类似的地方。在这里我们就把它们放在一起讨论。先来看一下什么是多系统萎缩症。

多系统萎缩症（Multiple System Atrophy）

多系统萎缩症（Multiple System Atrophy 简写为MSA，又名 Shy-Drager syndrome）是一种很少见的神经退行性疾病，以震颤、行动缓慢、肌肉僵硬、体位难以平衡（常见于帕金森症患者）为其特点，这是由于自主神经系统功能障碍、共济失调所造成。

受MSA影响的大多数患者都有自主神经系统功能障碍。其表现为直立性低血压、阳痿、无汗症、口干、尿潴留和尿失禁等。声带麻痹是该病早期且非常重要的临床症状。

MSA的发病原因不明，现代的科学研究尚未确定该病的特定引发因素。有研究认为一种α-突触核蛋白类型的朊病毒或可引发该病。MSA患者中约55%为男性，常在50～60岁期间发病。MSA患者与帕金森症患者的症状有相同之处，但用以治疗帕金森症的药物多巴胺却对MSA患者几近无效。

MSA不可混淆于多系统蛋白症，那是另一种造成肌肉废而不用的症状。同时，MSA也不能混同于多器官功能障碍症，或叫多器官衰竭症。

MSA所表现出来的症状似乎也非常令人困惑，其中一点是因为人类的神经系统是一个非常复杂的系统。也可能正是因为其复杂，现代医学院里的脑神经外科的学时及实践课时都会相对来说长一些，而且更复杂一些。现代医学已经能够测量出哪一段神经的传导出了问题，从而采取相应的措施。但是，当MSA患者的整个自主神经系统产生了功能性障碍时，现代科学却很难回答这样一个问题：为什么？

发病原因不明就很难找到应对的办法。那我们能不能通过上述的信息找一找有可能有用的线索呢？我们试试看。

首先，几乎没有儿童患这种病，这里我们是否可以排除一下遗传问题呢？应该有可能。因为大多数患者的发病起于50岁左右，如果遗传性疾病都在生命过半时才"有可能"发病的话，而且还不是大多数人会发病，那它的遗传的可能性就不一定很大。在这里我们可以暂时排除一下遗传的可能。

MSA"以震颤，行动缓慢，肌肉僵硬，体位难以平衡（常见于帕金森症患者）为其特点"，而这些特点不是一般正常人所具有的。前面我们曾经讨论过，人做动作靠的是肌肉的运动，而肌肉的运动依赖血液的供应。在血液量缺少的情况下，肌肉与筋腱的功能便会受到阻碍，其正常的功能便发挥不出来。讨论中我们也提到，一个人在快速奔跑时为什么会发生腿抽筋的状况，并提到这可能是因为血液供应不足。那么，如果一个人不是处于跑动的状态，他连正常的走动都难以维持，并且肌肉僵硬，是否也是因为血液的供应不足呢？一个正常的健康人站立应该是没有什么问题的，如果在日常生活中难以维持体位的平衡，我们首先会考虑脑神经的平衡控制问题，但我们有没有想到，人的脑神经同样也会因缺血而有偏差。肌肉的力量靠血液的供养，脑神经亦如是，而肌肉的这种力量的缺乏很有可能是因为血液量不足，由于血液量的不足造成了肌肉缺乏营养，没有营养也就缺少能量，没有足够的能量肌肉就很难履行自身的职责，力量不足也就在情理之中了。

如果再加上MSA的其他症状，我们就更有理由怀疑是血液的问题了。体位性低血压，有无可能是血液量的问题呢？阳痿，男性的阴茎勃起靠什么呢？有人可能会很快地回答：雄性荷尔蒙。没错，是要靠雄性荷尔蒙。但是别忘了，男人的雄性荷尔蒙也是蕴藏在人的血液之中的。没有足够的血液做基础，雄性荷尔蒙再多也是枉然，更何况还没有足够的雄性荷尔蒙呢。在现实社会中，有些雄性荷尔蒙药物被用来治疗阳痿，但有些人却对这种治疗没有反应。为什么呢？血液的量不足可能就是为什么有些老人用了双倍的雄性荷尔蒙之类的药物仍然不见效，甚至出现一命呜呼的悲剧。此外，尿失禁和尿潴留有没有可能是因为血液供应不足，造成了膀胱松弛无力（尿失禁）或松弛加肿胀（尿潴留）呢？从逻辑上讲，这都是有可能的。再者，用来作为MSA早期诊断的一大症状是声带麻痹。声带的发声靠什么呢,靠声带的颤动。而控制声带颤动的则是声带附近的肌肉。如果这些肌肉没有力量了,它们也就失去了对声带发声的控制。顺便提一句,上述这些部位的肌肉都要靠供血来提供能量,从而发挥其应有的功能。如果没有足够的供血,这些部位的功能就会废而不用。

MSA的震颤、僵硬、难以平衡的特点乍一看似乎是自主神经系统问题,也可能真的是表现在自主神经系统上,但是如果我们一步一步地推下来,就会发现,它的本质很可能就是血液的量的问题。在本书前面的讨论中,我们还讨论了一个血液酸碱度的问题,当然这还只是一个有待科学实验加以证明的问题。但是我们应该注意到,正如我们前面所讨论的那样,血液的量的增加,靠的是造血材料的充足,而造血的材料就是人体所需要的营养,人体所需要的营养来源是我们日常的食物,而是否能够对食物进行消化分解并最终吸收,靠的则又是消化系统。

肺纤维化(Pulmonary Fibrosis)

肺纤维化实际上是肺的疤痕化,是一种严重的呼吸系统疾病。肺的组织在这一过程中逐渐演变成疤痕组织,导致严重的呼吸困难。由于过多的纤维状组织不断地叠加,导致疤痕组织的形成,肺壁加厚,造成血液中氧气含量降低。结果便是患者常感到气短,甚至难以呼吸。

某些特殊的致病原因较容易判断,但有些致病原因却至今无解。遇到这种情况,医学上一般将其称为特发性肺纤维化(Idiopathic Pulmonary Fibrosis, IPF)。对肺纤维化所形成的损害,现代医学尚无有效的治疗手段。

肺纤维化的主要症状有:

- 气短、发力时加重
- 常有不断的干咳
- 乏力及虚弱
- 胸部不适或时有胸部疼痛
- 不思饮食并伴有体重下降

肺纤维化一般伴有渐趋严重的气短病史,用力时则加重。借助听诊器在肺的底部有时可听到肺鸣音。X光检查可能正常也可能不正常,高清晰度CT则常会显示出病变区域。

肺纤维化常会表现为其他疾病的附加症状，并经常被划为间质性肺疾患。这一类的例子如自身免疫性疾病、病毒感染和病菌感染等。像肺炎病菌也会在肺叶的上部或下部产生纤维状病变，并使肺部产生微小的创伤。但是，有一部分肺纤维化也可以莫名其妙地产生，这就是所谓的"特发性"，也叫特发性肺纤维化。这一诊断不包括病理组织分析中常规间质性肺炎（UIP）所具有的特点。在上述两种病的患者中，已经有越来越多的证据将部分病因指向遗传基因。例如，在有肺纤维化家族病史的人群中发现了表面活性蛋白C的变异。

特发性肺纤维化和肺纤维化一样，在肺内部的组织出现了疤痕化。在人吸

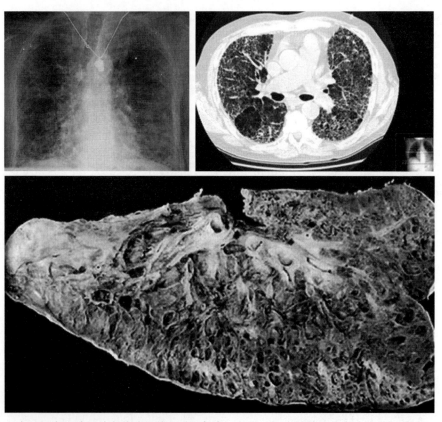

上左：疑为胺碘酮引发的肺纤维化的X光片；上右：疑为间质性肺炎共生肺纤维化，并可见肺气肿的肺泡；下：肺纤维化晚期的病理切片（图片来源：https://en.wikipedia.org/wiki/Pulmonary_fibrosis）

气时，氧通过肺里的气囊进入血液，从而随血液循环进入全身各脏器，就像外伤形成的瘢痕一样，IPF形成的疤痕组织一般比较厚。这一现象减缓了氧气进入血液的速度，阻碍了肺对氧气的吸收，从而使身体各部位因缺氧而不能发挥其正常的功能。瘢痕的硬化和缺氧使人感到呼吸困难。

目前对IPF尚无有效治疗方法。该病不仅会对患者带来生活上的不利，更会对其家庭造成较大的影响。对大多数患者来说，此病只会越来越严重。但现在一些新的疗法可以减缓该病对肺的损害。该病的预后因人而异，有人病情飞快地恶化，有人自确诊后仍可生活10年以上。现在有一些疗法可以有助于呼吸，减轻症状。个别人还可以进行肺移植。

对于IPF的病因，有些人认为环境原因可导致肺纤维化，如污染、药物或感染。但在绝大多数情况下，医生并不知道IPF的病因，这也就是"特发性"的含义所在。现在的研究一般认为人在以下的环境中容易患上IPF：

- 吸烟及暴露在吸烟的环境中
- 周围环境中存在木、塑料或金属等粉尘
- 有胃酸反流症
- 病毒感染所致

看了一堆信息，我们现在来小结一下。

首先，肺纤维化的主要表现体现在呼吸上。人可以一天不吃饭，但不能一天不呼吸。从肺纤维化的症状看是肺里面有纤维状的组织形成，历经时日便开始硬化。这些纤维化物质是怎样进入到肺中，形成纤维状组织的呢？已知的原因有污染、药物和感染，一个人所处的环境中粉尘量过高也可以造成肺纤维化。这里我们可以看到环境对肺纤维化的影响。

但是，特发性肺纤维化就不一样了。特发性肺纤维化患者并没有置身于上述的环境之中，难道普通的环境也会造成人的肺纤维化吗？非常不幸的是，还真有不少人生活在极为普通的正常环境中，同样也患上了肺纤维化。那么"特发性"该怎么解释或理解呢？英语"Idiopathic"的名词形式是"Idiopathy"，在希腊文与古希腊医学中，认为凡是病都有其起病的原因。但Idiopathy却没有明确的发病原因，或者说其本身就是起始的病。由此可见，所谓的"特发性"就是"发病原因不明的"疾病。讨论至此，就不难理解特发性肺纤维化就是"发病原因不明的"肺纤维化。既然发病原因不明，治疗起来也就无从下手了。

首先我们明确一点：特发性肺纤维化并非与生俱来。也就是说人不是从一出生就患有特发性肺纤维化的。前面引述的资料中提到的从基因的层面发现有些有家族病史的人群中发现了有基因的变异，但这并未最后定论，现在只是处于"怀疑"的阶段。

鉴于呼吸系统的问题在当今世界已经成为一个比较大的问题，我们就把另外一个相对比较常见的呼吸系统疾病——肺癌，也一同在这里进行讨论。

肺　癌

先来看一看什么是肺癌。

肺癌（Lung Cancer或Lung Carcinoma）是生长在肺组织上的恶性肿瘤，癌细胞的生长无法控制。癌细胞的生长可以从肺扩散到肺周边的器官和人体其他部位。大多数肺癌为上皮组织原发性癌症。肺癌主要分为两种：小细胞肺癌（SCLC）与非小细胞肺癌（NSCLC）。主要症状为咳嗽（时有带血）、消瘦、气短和胸痛。

现代研究发现，大约85%的肺癌患者有长期吸烟史。约15%的患者从未吸过烟，有可能是由于遗传或者氡气、石棉、二手烟的吸入和其他环境污染所致。肺癌的检查可通过胸部X光或CT扫描看到，通过支气管镜或CT引导的活检确诊。

对肺癌的防范措施主要为避免吸烟和躲开污染环境。治疗及预后要依据癌症的种类、恶化程度，以及患者的总体健康状况而定。大多数肺癌不可治愈。常见的疗法有手术切除、化疗和放疗。非小细胞肺癌有时需要手术，而小细胞肺癌则对化疗和放疗反应相对较好。

肺癌的某些症状包括：

• 呼吸系统的症状包括：咳嗽、咳中带血、哮喘或气短

• 体征包括：消瘦、虚弱、低烧和

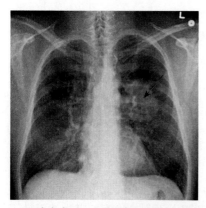

肺癌患者的X光片，箭头指处为癌肿

杵型手指甲

- 由于癌肿压迫邻近组织结构而造成的胸痛、骨痛、上腔静脉阻塞或吞咽困难。如果在肿物后有分泌物的沉积，则容易导致肺炎。如果癌肿长在气管中则会阻碍空气流通，造成呼吸困难

美国的肺癌患者确诊后的5年存活率为16.8%。2010—2011年英格兰及威尔士的肺癌患者一经确诊后的5年存活率为9.5%。发展中国家的情况更差，一旦确诊往往已是晚期。30%～40%的非小细胞肺癌在确诊时已是晚期，小细胞肺癌则高达60%。肺癌确诊越迟则死亡率越高。英国统计显示，早期诊断的患者1年存活率可达70%左右，而晚期只有14%。

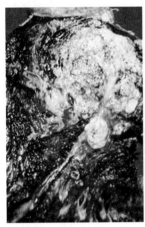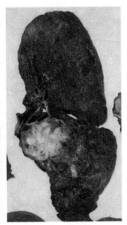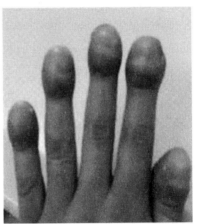

(左图：肺的剖面，上肺叶白色部分为癌肿，色深部分为吸烟所致；中图：含有鳞状细胞癌的肺标本，靠近气管的白色处即是；右图：杵形指及指甲（图片来源：https://en.wikipedia.org/wiki/Lung_cancer)

无论是肺纤维化、特发性肺纤维化还是肺癌，其症状的表现部位都以呼吸系统为主。例如：咳嗽、气短、喘息以及胸痛等。现代病理研究所提供的信息为我们提供了这样一些线索：

1. 呼吸系统产生了一些器质性病变，无论是肿瘤的出现还是纤维组织的形成，都给人的呼吸带来了极大的困难，其结果甚至可以致命。

2. 呼吸系统的病患往往同时伴随着体力的衰弱，同时又伴有形体的衰败。

3. 消化系统的症状似乎与呼吸系统疾病并存，无论是肺纤维化还是肺癌，都存在着消化系统不适的症状。

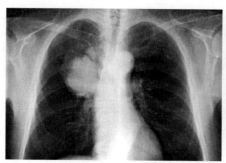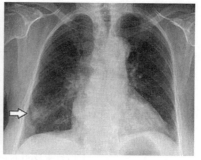

左图：肺癌患者的X光片；右图：由流感转为肺炎患者的X光片
（图片来源：https://www.webmd.com）

面对这么多信息，这到底是因为肺本身出了问题还是其他脏器传过来的毛病呢？看起来，现代医学的研究从肺入手并没有完全揭开肺癌和肺纤维化的发病原因。我们试试能否从另一个角度来观察问题，看能否讨论出一些有用的启示。从以上所提供的肺癌信息的图像中我们注意到，癌症部分的颜色趋于白色，这一点与前面我们在讨论ALS，MSA，MS，CFS时所引的文献中提到的白色纤维状物质有着异曲同工的相像之处。肺纤维化的X光片也显示出肺里除了已经形成的纤维化组织之外还有相当大的阴影部分，这种阴影在肺炎和肺癌的X光片中也同样可以见到。

那么，在X光片上的阴影部分表示的是什么呢？通常的解释是炎症。但是，在临床上抗生素的作用却不一定能杀死这一类的病菌，否则的话，肺纤维化与肺癌患者肺中的阴影早就不应该存在了，甚至肺癌与肺纤维化患者的症状都应该能够被化解。由此可见，炎症的解释与现实不一定相符。当然，现在有许多学者倾向于用基因"变异"或"抗药性"的说法来解释抗生素的失效，医药界也在新的抗生素或新的抗癌药的研究方面加大力度。那么，我们可不可以换一个角度来看问题，做一些不同的探讨呢？

在本书前面我们曾经提到过人体的几大功能系统，它们之间的关系是相互依赖、相互衬托、相互扶持、相互提携。消化系统便是其中最重要的系统。现在我们就来简单地重温一下消化系统的主要功能。

消化系统首先将人吃进体内的食物、液体进行混合，并将各种酶和胃酸掺进这一混合物，在体温的环境中发酵腐化分解，从而完成对食物的消化。在对食物消化的基础上，消化系统再进一步对这已被消化分解的混合物进行吸收。

吸收的营养被用作人体制造血液的原材料，血液再按需要被输送到身体各脏器。与此同时对混合物中的液体进行处理，人体利用其中一部分，剩余的人体不需要的部分便会被输送到下一个处理阶段。人体不再需要的固体或半固体废料从肛门排出体外，不需要的液体通过肾和膀胱从尿道排出体外，另有部分则随着呼吸蒸发或从毛孔中蒸发。这一简单而又极为复杂的程序无论是哪一个环节出了问题，人体都会产生不适，甚至有更为严重的问题。

　　前面我们的讨论中曾经提到，在人体中的液体已经不再是纯水的概念。这种液体之中可能含有脂肪、蛋白质、矿物质、维生素等。如果人体的消化系统出现了功能性的问题，尤其是将液体进行重新分配的时候出了问题，这种混合的液体便会渗漏出去。渗漏到什么部位去呢？这就要看当时人身体的哪一个部位相对来说比较薄弱，这种液体就会渗漏到那里，或者那几个部位。这种渗漏的过程大部分会比较缓慢，个别的也会来势凶猛，很快就可形成肉眼可见的集聚物——肿瘤（或纤维状物体）。在缓慢形成过程中，一开始其可能只是一些依稀可见的体液而已，渐渐地便会沉积成较为浓稠的液体，或胶状的半固体物等。而浓稠液体的继续沉积，便有可能逐渐形成有型的肿物或纤维状物质。

　　回到我们对肺癌和肺纤维化的讨论上来。从前面所提供的信息中我们还可以注意到，无论是通常所见的肺癌、肺纤维化还是特发性肺纤维化，患者往往都有着肠胃不好的兼症。不是"不思饮食体重下降"就是"有胃酸反流症"，同时存在着消瘦、无力的症状。如果结合我们前面对消化系统功能的讨论，加上我们对ALS，MSA，MS，CFS等疾病的讨论，可能我们就可以把肺的癌肿和肺内的纤维形成的思路重新整理一下。

　　1. 胃肠功能变弱。

　　2. 液体进入胃肠后体液分配的功能出现问题。

　　3. 部分体液在不能够正常进入其排泄渠道时便向身体的弱点渗出。

　　4. 渗出的体液逐渐形成沉积。

　　5. 随着时间的延伸，沉积逐渐变硬，最终呈肿瘤或纤维状。

　　在这里，我们无意误导大家，把对肺癌和肺纤维化病因探讨的注意力从呼吸系统引开，我们只是想提供从另一个角度来观察的可能性。以上的讨论有可能为问题的解决开辟一条新的途径，从消化系统入手很可能是解决呼吸系统诸多疾病的钥匙。

脑 瘤

在前面我们已经简单地讨论了肺癌及肺纤维化的可能病因,下面我们再简单介绍一下脑瘤。

脑瘤主要分为两种:恶性肿瘤(或称为癌),和良性肿瘤。恶性肿瘤又分为原发性肿瘤和继发性肿瘤。原发性是大脑本身产生的,继发性则是在人体其他部位产生继而扩散到脑部,又称为脑转移。脑瘤的主要症状表现为头疼、癫痫、视觉疾患及精神问题等,较为典型的症状是晨起头疼比较严重,呕吐后转安。其他的症状如行走及说话困难、易冲动等。疾病晚期则易发昏厥。

大多数脑瘤的发病原因不明。有人怀疑神经纤维瘤与遗传,或接触氯乙烯、Epstein-Barr病毒及电离子辐射等有关,手机致癌之说尚未明确。成人中最常见的脑瘤为脑膜瘤(通常为良性)、星形细胞瘤、胶质母细胞瘤。儿童中常见的则为恶性的髓母细胞瘤。诊断除常规的检查之外,需与CT和MRI的结果相结合,最后取活体检查以确诊。根据检查结果确定肿瘤的级别及严重程度。

治疗方法常是手术切除与放疗或化疗相结合,为防止癫痫有时会使用麻醉药,为减少肿瘤周围水肿会使用地塞米松或呋塞米松。有些肿瘤生长缓慢,无须任何介入疗法,只需静观其变。利用自身免疫系统的治疗法尚在研究之中,

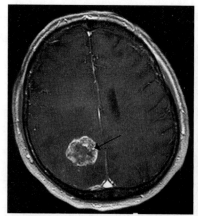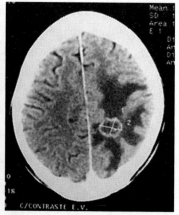

左图:MRI大脑右半球映像,因肺癌导致的脑转移;
右图:CT扫描映像,打X处为脑瘤

疗效因肿瘤的种类及程度不同而差别甚大。现在看来，各种治疗方法对胶质母细胞瘤的疗效甚微，而脑膜瘤的疗效就比较好。

继发性脑瘤比原发性更为常见，约有一半的脑转移来自肺癌。全球每年约有25万原发性脑瘤患者，约占癌症患者的2%。在15岁以下儿童中，脑瘤是仅次于急性淋巴细胞白血病的第二大常见癌症。在澳大利亚，一名脑瘤患者一生的医疗费用约190万，高居所有癌症的费用之首。

看了以上关于脑瘤的介绍，更使人有一种不寒而栗的感觉。人在一切正常的情况下，难道就能莫名其妙地患上脑瘤或脑癌吗？

这里我们所讨论的脑瘤或脑癌一般是指头部内部所生长出来的肿瘤，不是头部表皮所生长的肿瘤。人的大脑生长在一个相对封闭的环境中。除了血液流通、神经传导来维持头部的新陈代谢之外，基本上不会有外界的影响直接进入大脑内部。也就是说，大脑内部的肿瘤基本上都是从大脑内部生长出来，我们可以排除从外部侵入的可能性。既然如此，我们就来简单讨论一下为什么大脑中会产生肿瘤。

人的生长和生命的延续依赖持续不断地吸取营养，排出废物。这一切都依赖于正常的血液循环。血液循环将大脑及全身所需要的营养输送到大脑的各部分，为大脑的正常运转提供能源动力。这种能源动力保证了大脑及身体各部分功能的正常运转，使大脑细胞的生命得以发展和延续。这种正常的血液循环同时将大脑产生的废料和死亡的脑细胞通过循环带出大脑，转而送入某种渠道，当作废物排出体外。在这一过程中，血液带给大脑的不仅仅是血氧，还有用以维持大脑正常功能的养料。没有这些含氧的养料，大脑就很难维持正常的功能。与此同时，我们也应该注意到，如果大脑中产生的废物及死亡的脑细胞不能够及时排出体外，人脑同样会产生很大的问题。下面我们对这一过程分别作一点讨论，看看这一过程是怎样影响到大脑中肿瘤的形成的。

本书前面我们曾讨论到血液的问题，讨论了血液的量、酸碱度及血液的循环。在讨论中我们也提到在血液量不足的情况下，人体的体液会自动渗入到血液之中，在这种情况下，血液会被稀释。被稀释的血液随着血液循环抵达身体各部位，其中也包括人的大脑。正如我们前面讨论过的那样，被稀释的血液所携带的营养成分已经不如被稀释前了，这种营养成分的减少势必影响到新陈代谢的功能，如果大脑某些部位比较薄弱，就很可能造成被稀释的血液中体液的部分因新陈代谢功能减弱而沉淀下来。死亡的脑细胞因此也不能随着人体的新陈代谢而被排出体外，久而久之这些滞留物便逐渐形成最初的胶质状态，然后逐渐向纤维化转变，最后演变成为我们所见到的脑癌或脑瘤。

另外一种可能性也与人体的新陈代谢有关。人体在受某种因素的影响时会产生暂时的功能性紊乱，这种紊乱也会影响正在进行中的新陈代谢。在这种情况下，有些本该随着正常的代谢功能被排出体外的废物未能及时地被排出体外，形成了在某一点上的滞留。如果这种暂时性的功能性紊乱不久就消失了的话，在人体正常的新陈代谢功能恢复之后，这种滞留便会逐渐被分解、溶化，最终被排出体外。如果功能性紊乱迟迟不能消退或排除，甚至变本加厉逐渐恶化的话，这种滞留也会由小变大，随着未被排出废物的堆积而增长，最终成为我们所能够见到的脑癌或脑瘤。

如果脑癌和脑瘤的形成真是如我们讨论中所推理的那样，那么，至少有相当一部分的脑部肿瘤的形成与人体的新陈代谢有关。如果我们再回头将前面讨论的思路以及推理的逻辑温习一遍的话，就会发现，这几种与大脑有关的肿瘤的形成都与人的消化系统有着不可分割的密切联系。在营养不缺乏的前提下，血液的质量正如我们前面讨论中估计的那样，是由消化系统决定的。因而，血液的稀释其根源很可能与消化系统有关。人体产生的废物不能及时排出体外，是新陈代谢的问题，而新陈代谢功能的不健全又很可能是消化系统之过。

如果我们相信"事出有因"的逻辑，并且认为世界上凡是某一种现象的出现，其现象的背后必然会有造成这一现象产生的因素。有可能是外界因素所致，也就是说在外界因素的影响下，事物的表象或本质产生了变化。也有可能是内部因素产生了变化，由此而导致事物的表象或本质产生变化。在这一过程中，有时我们并没有看到外界因素有什么变化，那么是不是这就纯属事物内部因素产生变化了呢？在这里，我们需要注意的一点是，虽然我们可以观察到的外界因素没有产生什么变化，但是我们却没有注意到时间却一直在不声不响地流逝。对于一个生物体来说，比如对我们人来说，时间的流逝本身就意味着客观条件的变化，随着时间的变化，人的生命力一直在遵循着从出生开始由弱转强，再由强逐渐减弱的过程。从前面章节里我们所进行的有关人的生命力的讨论中就可以看到，这种人的生物属性的规律是通过人的生命力体现出来的，这一规律并不因我们主观愿望的好恶而改变。除非有较强的外界影响因素，不然的话，这一规律将按照自己的节奏持续下去。

帕金森病与老年痴呆症

从脑瘤和脑癌的发病又使我想到了另外两种与大脑有关的病症，但这一次却是不属于儿童的疾病，这一次是与老年人的大脑有关。可能有很多人已经对这些病有所耳闻，这就是谈起来就有点儿"谈虎色变"的病，帕金森病与老年痴呆症（阿尔茨海默病）。

什么是帕金森病呢？我们来看一看。

帕金森病（PD）是一种长期的中枢神经系统退行性疾病，主要影响人们的运动系统，症状的发展通常比较缓慢。随着时间的推移，症状日渐明显化。在疾病的早期，最明显的症状是颤抖、僵硬、运动缓慢、步行困难等，思维和行为问题也可能时有发生。痴呆的症状在该疾病的晚期阶段比较常见。帕金森病患者中，三分之一以上的人表现出抑郁和焦虑。其他症状表现在包括情感、睡眠和情绪等方面。主要表现在运动方面的症状统称为"帕金森病"或"帕金森综合征"。

帕金森病的发病原因不明，该病同时涉及遗传和环境因素。那些家庭成员中有患帕金森病的，他们患病的可能性会很大。接触某些农药或危险物品的人群以及曾经有过头部创伤的人群则患病的风险增加，但在吸烟者和喝咖啡或茶的人群中风险却会降低。该疾病的震颤症状是由黑质区（中脑的一个区域）细胞死亡引起的，这种情况导致这一区域缺

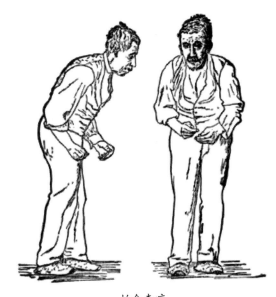

帕金森病

（图片来源：https://en.wikipedia.org/wiki/Parkinson%27s_disease）

乏足够的多巴胺。对为什么这种细胞会死亡却不甚了了，但有可能是因为蛋白质在位于神经元中的路易体内的积聚所造成。典型病例的诊断主要基于症状，通过神经影像等检查来排除其他疾病。

目前帕金森病不能治愈，对其所进行的治疗旨在改善症状。最初的治疗通常是使用抗帕金森病药物左旋多巴（L-DOPA），一旦左旋多巴效果不明显，则使用多巴胺催化剂。随着疾病的进展和神经元的死亡，这些药物的作用会越来越差，与此同时药物会引发以不自主的扭动为特征的并发症。饮食和某些形式的康复已经在改善症状方面开始表现出一些效果，当药物无效时，深部脑刺激的微电极手术也会被用来减少震颤的症状。现在的治疗对与非运动相关的症状（如睡眠障碍和情绪问题）则没有什么效果。

2015年，全球约有620万人罹患帕金森病，导致约11万人死亡。帕金森病通常发生在60岁以上的人群，约有1%的人会患上帕金森病。男性比女性更容易患此病，男女比例约为3∶2。50岁以下的人患此病者被称为帕金森病的年轻患者。一旦确诊，帕金森病患者的平均预期寿命在7~14年之间。这种疾病是以英国医生詹姆斯·帕金森的名字命名的，他在1817年发表了对帕金森病的第一篇详细描述《不自主的震颤》，每年的4月11日为世界帕金森日（詹姆斯·帕金森的生日），使用红色郁金香作为疾病的象征。

对许多中老年人来说，帕金森病的名称早已经不再陌生。在进行讨论之前，我想把另一种老年性疾病——"老年痴呆症（阿尔茨海默病）"也一并介绍给大家，然后再一起进行讨论。

阿尔茨海默病（AD）是一种慢性神经退行性疾病，通常起始缓慢，但随着时间的推移而逐渐恶化。有60%~70%的痴呆症属于阿尔茨海默病。最常见的早期症状是难以记住最近发生的事（短期记忆丧失）。随着病情的进展，症状可能包括语言障碍、迷失方向（包括容易迷路）、情绪波动、麻木不仁、丧失自理能力以及其他的行为问题。随着病情的恶化，患者往往远离家庭和社会，逐渐地，身体机能丧失，最终导致死亡。虽然疾病的进展速度可能有所不同，一旦确诊患者的预期寿命为3~9年。

我们对阿尔茨海默病的病因所知甚少。据估计大约70%的风险来自遗传，并可能涉及许多相关的基因。其他危险因素包括头部受伤史、抑郁症史或高血压病史。疾病的发作与脑中的斑块和缠结有关。该病的诊断是基于本人的病史、认知测试结果以及医学成像和血液检查来排除其他可能的原因。患者最开始出现的症状往往被误认为是老化的正常现象，需要对大脑组织进行检查才能确诊。经常用脑、坚持体育锻炼、避免肥胖或可以降低阿尔茨海默病的风险，但是，至今也没有足够的证据支持这一说法。当下也没有任何药物或补充剂可以降低患阿尔茨海默病的风险。

任何旨在停止或逆转病情进展的治疗至今为止均为徒劳，有些可能略有暂时的改善，但终不能持久。患者往往越来越依赖他人的帮助，给护理人员加重负担，可能的负担包括社会、心理、物质和经济等方面。锻炼可能对日常生活有益，并可能会有改善。因痴呆引起的行为问题或精神病常常用抗精神病药物治疗，但通常不建议这样做，因为不仅收效甚微反而增加了早期死亡风险。

2015年，全球共有约2980万人患阿尔茨海默病。该病通常始于65岁以上的人，其中4%~5%的病例在此之前就开始有早期阿尔茨海默病的症状。在65岁以上的人中约6%患此病。2015年，该病导致约190万人死亡。阿尔茨海默病最初是于1906年由德国精神病学家和病理学家阿洛伊斯·阿尔茨海默（Alois Alzheimer）进行描述，后来又以其名字命名的。在发达国家，阿尔茨海默病是耗费最高的疾病之一。

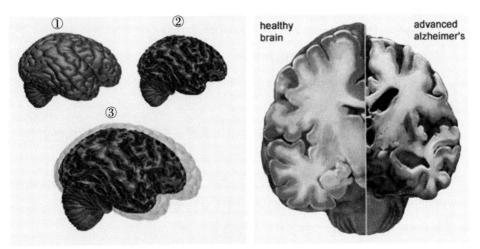

左图：①为正常大脑，②、③为阿尔兹海默病大脑；右图：左半部为正常大脑，右半部为阿尔茨海默病大脑

（图片来源：https://www.alz.org/braintour/healthy_vs_alzheimers.asp）

当然，以上所提供的信息还远远没有涵盖对这两种疾病的全部介绍，却已经让许多人感到眼花缭乱了。那么，我们现在就来试试能不能从这些已知的现象中找出一些进一步了解这些疾病的线索。

首先我们知道这两种疾病都是属于"神经退行性疾病"。帕金森病的退行性表现在脑神经的中枢，而阿尔茨海默病却主要表现在大脑的萎缩。两种疾病都出现脑神经细胞死亡的现象。虽然它们的外在表现不同，可能是震颤，可能是某种失忆，也可能是某种功能的丧失。现代研究证明，这些症状都与人的大脑有关。

现代医学治疗帕金森病的药物主要以补充多巴胺为主，而多巴胺的缺少又与脑神经元的死亡、路易体及其在黑质区的出现有关。在阿尔茨海默病患者身上，我们同样也发现了脑神经元死亡、脑萎缩的现象。这两种疾病分别于19世纪和20世纪初被详细描写并命名的。时隔100多年之后，尽管我们付出了极大的努力，对这两种折磨老年人的疾病依然是束手无策。根据现有的信息和已知的疾病症状，我们知道：

1.这两种疾病都是脑神经退行性疾患。一种的病患区域主要在脑神经中枢，而另一种的病患区域却覆盖了整个大脑。

2.两种疾病都是因为脑神经元死亡，或脑细胞死亡导致。

3.两种疾病都存在着与其他疾病并发的可能性与现实性。

4.两种疾病都不属于突然爆发，病程进展不是很快。

在前面的介绍中，我们可以注意到，这两种疾病基本上都属于老年性疾病，年轻人罹患此病的非常少。那么，为什么年轻人很少有大批脑神经细胞死亡的呢？

在自然环境中生长的许多一年生植物如果没有充足的水分，该植物就会因干旱而生长缓慢或者枯萎。如果干旱程度严重，该植物就会因极度的干旱而死去。另一方面，如果该植物赖以生长的土壤比较肥沃、水分充足，土壤的条件就会有助于该植物的生长壮大。如果土壤贫瘠，该植物的生长就会受阻或者生长发育缓慢、呈弱小干枯之状，要么干脆因缺乏养分而中途夭折。

如果另一种极端情况出现会怎样呢？如果水分太过，也就是我们（作为一个传统耕作的农民）通常所说的"涝"了，我们会将其称之为"水灾"或"涝灾"，这种情况照样会严重地妨碍该植物的生长。涝了之后，该植物的根系会产生腐烂（水稻等植物除外），同样会导致该植物的死亡。如果肥施得过多了呢？就像动物吃多了会被撑死一样，肥施多了同样也会给该植物带来灾难性的后果，有些地方的老农管这种现象叫"烧"死了。因此，在自然界中要想让某一植物正常地生长，生长环境的优劣是一个非常重要的因素。

回到我们所讨论的脑细胞死亡的问题上来。如果我们站在一名老农的角度来观察，我们看到脑神经元和脑细胞死亡会很自然地想到为什么这种现象会产生，可能会想到缺肥（营养）了。但现代医学却会在脑神经上找原因，是什么引起了脑神经的变化。我们也会看到脑神经所产生的变化，会看到黑质区域的变化，看得到脑细胞的死亡，能够看到路易体的产生，但问题是：为什么？于是，一系列作为疑点的因素被提取出来，作为可能采取某种预防手段就可以奏效的建议。在这一系列因素之中，年龄的增长是一条每个活着的人所必须经历的道路，而且是无法改变的现实。因为所谓的时空穿越只存在于想象和与想象有关的各种作品之中。除此之外的其他因素能不能改变呢？在讨论这个问题之前，我们先来看一看上面所举的植物的例子能否给我们一些启示呢？

我们人脑中的细胞是一种活的、具有生物性质的物体。像植物一样，脑细胞也需要各种营养物质来濡养。这些营养物质从何而来呢？可能的答案是：血液。人的血液中含有人的大脑所需要的各种营养（包括血氧）。血液就像是植物生长所依赖的水分、肥料、阳光和空气，无时无刻不为人类提供着大脑所需要的养分。有了这些养分，人的大脑才能够担负起人体日常活动的指挥功能，包括思考。在一个人年轻的时候，生命力比较旺盛（关于生命力和气的概念，前面对生命力和气的部分曾讨论过），血液的生产与流通均处于一个良好的状态。在"年轻"这一前提下，人的血液的量相对来说比较充足，大脑和身体其他部分的供血也相对比较充足，不容易出现供血缺乏的现象。其结果可能就是脑细胞不容易死亡，大脑也不容易萎缩。这或许也可以用来解释为什么帕金森病和阿尔茨海默病的绝大多数患者都是老年人，而鲜有年轻人。当人进入老年之后，作为生物的人的生命力或气也随着人年龄的增长而减弱，与此几乎同步的是人的造血机能也开始减弱，造血相对不足。在这种情况下，人体各器官的供血也相对减少。在没有足够血液供应的情况下，各器官的功能就有可能减弱并出现偏差。同样的道理，不管是人的脑干部位还是整个大脑的组织，一旦出现了供血不足，大脑的功能就可能出现偏差。从临床的检查结果来看，我们就很可能看到帕金森病患者脑神经元的死亡,在阿尔茨海默病患者中看到脑细胞的死亡和大脑的萎缩。结合我们前面对其他病症的讨论,就可以比较清晰地看到,由于缺少血液的供应,大脑神经元、大脑细胞及大脑萎缩,肌肉僵直、行动迟缓、记忆力减退等症状,由此扩展到身体的其他一些功能的丧失,不是都有可能是因为血液供应减少所致吗?当然,这些症状的出现并非一天两天缺少血液供应能够形成的,恰恰相反,这可能是一种长期缺乏血液供应积累下来的结果。而血液的多少(血液的量)则很可能取决于人体消化系统功能是否正常。消化系统功能正常,人体就能够吸收足够的养分用以造血,从而为身体各部位提供足够的血液,人的身体便可以正常运作。如果人的消化系统功能不正常,吸收的养分不足,则造血就面临着原料不足的困境,血液的量也会因之而逐渐减少。没有足够的血液,大脑的供血就会成问题,其结果就很可能是我们在此处所讨论的这两种病症。如果这一推理有其言之成理之处,那么找到解决血液生成的方法就有可能预防和调治帕金森病和阿尔茨海默病,在大脑中生成的疾病有可能从对其他部位的治疗而得到调整。

从前面对一些病症的介绍和在此之后我们所进行的讨论来看,不管是肺纤维化、肺癌、脑瘤或脑癌、脑神经系统的疾病,也不管是ALS、MSA、MS、CFS,几乎我们前面讨论过的所有的症状都和人的消化系统有着这样或那样的关系。人的消化系统就真的那么重要吗?我们先不急于下结论,先来看一下对其他常见病的介绍,看它们是否也会与消化系统有着这样或那样的关系。

心血管疾病

心血管疾病(CVD)是涉及心脏及血管一类的疾病。心血管疾病包括冠状动脉疾病(CAD),如心绞痛和心肌梗死(通常称为心脏病)。其他CVD包括中风、心力衰竭、高血压性心脏病、风湿性心脏病、心肌病、心律失常、先天性心脏病、心脏瓣膜病、心肌炎、主动脉瘤、外周动脉疾病、血栓栓塞性疾病和静脉血栓形成等。

心血管疾病的表现不同,发病的机理也有所不同。如冠状动脉疾病、中风和外周动脉疾病及动脉粥样硬化,可能是由高血压、吸烟、糖尿病、缺乏运动、肥胖、高血脂、不良饮食和过量饮酒等导致。

据有关研究估计，90%的心血管疾病是可以预防的。预防动脉粥样硬化可以通过改善饮食、增加运动、避免吸烟和限制酒精摄入而达到目的。积极治疗高血压，高血脂和糖尿病等危险因素也会有所帮助。用抗生素治疗咽喉炎可以降低患风湿性心脏病的风险，对健康人群用阿司匹林防治心血管疾病是否有效尚不明确。

心血管疾病是造成全球死亡率高的主要原因。除非洲以外，其他地区都是如此。2015年心血管疾病共造成1790万人死亡（32.1%），高于1990年的1230万人（25.8%）。心血管疾病在某些年龄段造成的死亡数高于其他年龄段，在发展中国家大部分地区因心血管疾病造成的死亡数都呈上升趋势。而自1970年以来，大多数发达国家的心血管疾病造成的死亡率有所下降。发达国家的冠状动脉疾病的平均死亡年龄约为80岁，而发展中国家约为68岁。与女性相比，男性的发病年龄会早7到10年。

说起心血管病，或者如大家所熟悉的叫法：心脏病，都有什么症状呢？心脏病的发病原因都是什么呢？

据某些研究发现，每年美国有一百多万人心脏病发作。心脏病的发作或心肌梗死（MI）是心肌的永久性损伤。"Myo"意为肌肉，"Cardial"意为心脏，"Infarction"意思是由于缺乏血液供应而导致的组织死亡。那么，心脏病为什么会发作呢？

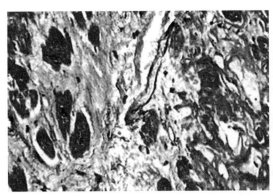 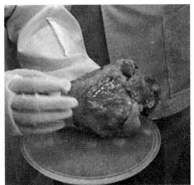

左图：心脏纤维化淀粉样变的显微照片；
右图：老年女性钙化了的心脏
（图片来源：https://en.wikipedia.org/wiki/Cardiovascular_disease）

心脏在工作的时候，心肌也需要富含氧的血液不间断地供养。冠状动脉则为心脏提供这一关键性的血液供应。患有冠状动脉疾病的患者动脉变窄，血液流动就会不畅。脂肪、钙、蛋白质和炎症细胞在动脉内累积形成不同大小的斑块。斑块表面较硬，内部柔软似糊状。当斑块硬化时，外壳会破裂（斑块破裂），血小板（血液中有助于凝结的盘状颗粒）便进入该区域，在斑块周围形成血块。如果血块将动脉完全阻塞，会造成心肌极度缺氧，在短时间内即可造成心肌细胞死亡，形成永久性损伤。这就是心脏病的发作。

心脏病发作也可能由冠状动脉痉挛引起，但这种情况不常见。在冠状动脉因某种因素产生痉挛时，冠状动脉会产生抽搐，这种抽搐便造成了心肌短暂的供血减少（缺血）。这种情况可能会在休息时发生，甚至在没有显著冠状动脉疾病的人群中也可能发生。

每个冠状动脉将血液供应到心肌的一个特定区域。心肌损伤的严重程度取决于阻塞动脉所供血的面积及发作和治疗之间的时间，心肌损伤发生之后，心肌的愈合在心脏病发作后不久就会开始，一般大约需要八个星期。像皮肤的创伤一样，心肌的创口也会愈合并在创伤处形成疤痕。但是，新的疤痕组织不会收缩。所以，心脏病发作后心脏的泵血能力会减弱，泵血能力减弱的多少取决于疤痕的大小和位置。

心脏病发作症状

- 胸部、手臂或胸骨下方感觉不舒服，有压力，有沉重或疼痛的感觉
- 不适感会放射至背部、下巴、喉咙和手臂
- 有胀满、消化不良或窒息感（感觉像胃酸倒流）
- 出汗、恶心、呕吐或头晕
- 极度虚弱、感到焦虑或气短
- 心跳快速或不规则

在心脏病发作期间，有时症状会持续30多分钟，安静休息或舌下含服硝酸甘油也无效。

有些人心脏病发作时没有任何症状（称为"无症状"心肌梗死）。任何人都可能出现无症状心肌梗死，糖尿病患者中则更为常见。

心肌梗死最主要的风险因素是高龄、吸烟、高血压、糖尿病、总胆固醇

和高密度脂蛋白的水平等等。冠状动脉疾病是心肌梗死的主要原因，其他危险因素包括性别（男性高于女性）、缺乏体力活动、家族病史、肥胖和饮酒等。在任何特定的年龄段，男性患心血管疾病的风险都高于女性。当高密度胆固醇低，而低密度胆固醇和甘油三酯高的情况下，心肌梗死更容易发生。

许多心肌梗死的危险因素是不良生活习惯导致的，其中最主要的因素是吸烟（包括二手烟）。吸烟者的心肌梗死发病率比不吸烟者高2～6倍，肥胖也是导致冠状动脉疾病高发的原因，其他原因如工作压力，精神压力也是引发心肌梗死的危险因素。

讨论至此，我们已经引述了多种疾病的信息。但我们有没有注意到，在我们综合介绍发病原因的时候，这些资料都存在着一点儿逻辑的问题。在以上的介绍中，我们会发觉在讨论发病原因的时候，有时会出现介绍以一种疾病引发另一种疾病的现象。当我们看到吸烟、年龄、缺乏体育活动，或某种外在的因素或行为导致某一疾病的时候，根据其形式或性质，我们可以推断这些因素有可能导致某一种疾病的产生，但有的时候则不然。例如在讨论心血管疾病时，我们看到高血压、糖尿病、肥胖也都被列入导致疾病的原因之中。那么是这些疾病与心脏病互为因果呢，还是这些疾病与心脏病只是存在着"共存"的关系呢？我个人认为，用后者解释可能更合适一些。那我们是否已经搞清楚这些导致疾病的因素了呢？我们先来看一下与心脏病关系最紧密的高血压。

高血压

高血压是一种慢性病，因动脉血压持续升高而致。高血压通常没有什么症状。然而，长期的高血压则是造成冠状动脉疾病、中风、心力衰竭、心房颤动、外周血管疾病、视力丧失、慢性肾病和痴呆的主要危险因素。

高血压分为原发性高血压和继发性高血压。大约90%～95%的病例是原发性的，也就是说它不是由于某种特殊生活方式或遗传因素而引起的。某些生活方式如饮食中食盐过量、体重超重、吸烟和饮酒都会增加患高血压的风险。其余5%～10%的高血压属于继发性高血压，也就是说由可识别的原因引起的高血压。例如慢性肾病、肾动脉狭窄、内分泌紊乱或使用避孕药等。

随着年龄的增长血压逐渐升高，晚年患高血压几乎已成定数。有些因素会影响血压，如高盐摄入、缺乏运动、肥胖和抑郁在个体病例中也有影响。其他因素（如咖啡因和维生素D缺乏等）的作用尚不明确。抗拒胰岛素的吸收在肥胖症中很常见，这是X综合征（或代谢综合征）的一部分，也被认为是造成高血压的原因之一。有综述认为，糖可能对高血压有很大影响，而盐只是代人受过而已。

尽管某些与成人高血压可能有联系的因素如出生时体重较轻、母亲吸烟和缺乏母乳喂养可能是成人原发性高血压的危险因素，但其机制仍不甚了了。未经治疗的高血压患者与正常血压者相比，高尿素血症发生率较高，但尚不确定前者是否具有因果关系或者前者只是肾功能不良的辅助因素。

前面我们说过，许多介绍中我们经常是在用一种或多种疾病解释另外一种疾病，或将某些疾病解释成另外一种疾病的致病风险因素，或干脆就是致病的原因。这里我们又见到了这种似曾相识的情景。但在高血压与心脏病之间好像不存在一种因果关系。我们很难确定是由于高血压才导致了心脏病呢还是因为先有的心脏病而后才出现了高血压。从表面上看，二者之间的关系好像是"共存"，但又不尽然。那我们又该怎样去理解这种现象呢？在我们继续讨论之前，我们再来看一种与心脏病共存的疾病"高血糖"。

高血糖（糖尿病）

高血糖症俗称糖尿病，即尿里面含糖量较高。因而过去老百姓判断糖尿病的方法之一就是在地上撒泡尿，如果过一会儿有蚂蚁聚集过来，就证明尿中含糖较高。但现代西方医学并不仅以尿糖为参考，血糖才是用以检测的标准。先来看一看西方医学是怎样介绍高血糖的。

高血糖是一种新陈代谢疾病，以长期血糖过高为特征。主要症状为多尿、易渴、善饥，如不及时治疗将引发各种综合征。其中急性综合征包括高血糖酮症尿酸中毒、高渗性高血糖状态或死亡。严重的综合征则包括心血管疾病、中风、慢性肾病、足部溃疡和视力损坏。

高血糖的发病或是因为胰腺不能产生足够的胰岛素，或身体的细胞对产生的胰岛素产生异常反应。高血糖主要有三种：

1型高血糖源于胰腺不能产生足够的胰岛素。这种高血糖旧称"胰岛素依赖型"高血糖，或叫作"先天性高血糖"，发病原因不明。

2型高血糖起于细胞对胰岛素的抗拒，即不能对胰岛素产生正常的反应。随着病情的发展也可能导致胰岛素的缺乏。这种高血糖旧称"非胰岛素依赖型"或"后天性高血糖"。常见的病因为肥胖和缺乏锻炼。

第三种主要类型为妊娠高血糖，即以前没有高血糖病史的女性在怀孕之后出现血糖增高。

据估计2015年全世界有4.15亿的高血糖患者，2型高血糖患者占90%。这意味着世界上约占8.3%的成人患有高血糖症，男女各半。从2014年的趋势看，患者仍呈增长趋势。高血糖使人早夭的可能性加倍，从2012至2015年，每年有150万至500万人死于高血糖。全球每年因高血糖而致的开销约有6120亿美元。

1型高血糖主要以胰岛中的β细胞不能生产胰岛素而导致的胰岛素缺乏。这一类型又可进一步分为因免疫导致的和不明原因造成的。大部分1型高血糖主要属于免疫系统导致的。当代医学认为，当免疫系统的T细胞对β细胞进行剿杀，从而导致胰岛素的缺乏。在北美和欧洲大概有10%的高血糖属于这一类。大多数患者在确诊时健康状况良好，体重正常，早期对胰岛素的敏感度和反应也正常。1型高血糖可存在于成人与儿童之中，但因为儿童患者占大多数，习惯上将其称之为"儿童型高血糖"。

1型高血糖部分是由遗传造成，有多种基因均可对高血糖造成影响，其中包括HLA基因类型。因基因缺陷处于高风险的人群会因一项或多项外界因素而引发高血糖，如病毒感染和饮食等。虽然曾对多种病毒有过怀疑，但至今没有确凿的证据能够证明这一假说。有研究认为食物中一种存在于麸质中的醇溶蛋白是导致1型高血糖的元凶，但其发病机理却至今不甚了了。

2型高血糖以对胰岛素抗拒为其特征，也可能伴有胰岛素分泌降低。这种功能的损害可能与肌肉或组织中负责吸收胰岛素的接收器有关。但究竟是什么地方受损却不清楚。凡是已知原因的高血糖都另外分类。2型高血糖占高血糖的绝大多数。

2型高血糖早期的最主要的特点是对胰岛素不敏感。在这一阶段，可采取某些措施或用一些药物来增强对胰岛素的敏感度或降低肝脏的产糖量。

生活方式和遗传是2型高血糖产生的主要因素。一些已知的生活方式会引起2型高血糖，包括肥胖、缺乏锻炼、不健康的饮食、压力和都市化。中国和日本人后裔约有30%赘肉超标，非裔及欧洲血统中有60%～80%体脂过高，北美印第安人和大洋洲诸岛人的后裔则100%的肥胖。即使这些人不属于肥胖其腰臀比也很高。

饮食也会增加患2型高血糖的风险，高糖饮料会使风险剧增。脂肪的种类也对高血糖影响很大，饱和脂肪与反式脂肪会加大风险，而多反式饱和脂肪及单反式饱和脂肪则会降低风险。大量进食白米也会增加高血糖风险，缺乏运动成就了7%的高血糖患者。

现在对1型高血糖尚无法预防。但对占高血糖总数85%～90%的2型高血糖却可以通过保持正常体重，坚持体育锻炼和健康的饮食来预防或推迟发病。每天运动90分钟以上能减少患高血糖的风险。饮食管控是一项行之有效的高血糖预防措施，包括增加纤维质谷物，食用优质脂肪、包括富含多反式饱和脂肪的坚果、植物油及鱼等，少喝高糖饮料、少吃红肉和其他高饱和脂肪的食物也能预防高血糖。吸烟也同样会加大患高血糖的风险，因而戒烟也同样是一项预防的措施。

高血糖在当今世界似乎随处可见，许多人也是谈"糖"色变。随着社会的逐步现代化，饮食结构的变化，高血糖的发病率也越来越高。在这里我们不禁要问：难道这种疾病也和痛风一样，是一种"富贵"病吗？联合国卫生组织（WHO）前几年对世界上几个国家高血糖的病情做过一个统计，让我们再来看一下世界上其他国家的情况。

在中国，几乎每十名成年人中就有一名高血糖患者。据一项研究估计，2010年中国成年人中有9200多万名高血糖患者，在过去的七年中患者人数增长了30%。西藏与内蒙古牧区少数民族的发病率要远远高于汉族。

在印度，成年人中的高血糖患者有6200万，占成年人口的7.1%。平均发病年龄42.5岁。据国际高血糖病基金会数据，印度曾经是世界高血糖患者最多的国家，直到近几年才刚刚被中国超出。

根据印度心脏协会的报告，预计到2035年印度将有1.09亿高血糖患者。美国高血糖协会的一项研究报告指出，到2030年，印度人被诊断患有高血糖病的人数将巨幅增长。高发病率归因于基因易感性与高卡路里饮食加上缺乏体力活动的生活方式所致。

在英国，约有380万人患有高血糖，但慈善机构大英高血糖联盟预测

2035—2036年患者可达620万。英国公立医疗系统（NHS）在2013年每天平均花费220万英镑用于高血糖初期阶段的处方，约10％的初期阶段处方预算用于治疗高血糖。英国高血糖协会还预测，到2035年，国家卫生服务部门可能花费169亿英镑用于治疗高血糖，这意味着到2035年，NHS预估其预算的17％用于高血糖的治疗。

在加拿大，根据2009年慢性病监测数据，约有240万加拿大人（6.8％）被诊断为1型或2型高血糖。男性患病率（7.2％）高于女性（6.4％）。然而，这些数据可能被低估，因为从血液样本中获得的数据表明大约20％的高血糖病例被漏诊。

从1999年到2009年，加拿大人确诊为高血糖的患病率在十年间增加了70％。比较而言，发病率增加最快的是年轻人（35~44岁），部分原因是超重和肥胖率增加。加拿大公共卫生局估计，如果高血糖目前的发病趋势持续升高，到2019年，高血糖患者的数量将达到370万。

在美国，2009年以来的新病例数一直在下降，2014年，美国有2900多万人患有高血糖，其中700万人属于以前漏诊。据估计，2012年还有5700万人患有高血糖先兆。2010年，18岁或以上的成年人中有约1210万与高血糖相关的病例赴急诊部（ED）就诊，每1万名美国人中就有515人，占ED就诊量的9.4％。

在非洲，据国际高血糖联盟（IDF）估计，有1420万人患有高血糖。非洲地区高血糖的漏诊比例最高，达66.7％，与高血糖有关的死亡率也最高，而他们在高血糖上的医疗支出却最低。

世界卫生组织还估计，80％的高血糖导致的死亡发生在低收入和中等收入国家，预计这一死亡人数将在2016年至2030年期间翻一番。据进一步估计，全球2型高血糖患者预计将由2010年的2.85亿人增加到2030年的4.38亿人。在印度，预计从2010年的5100万增加到2030年的8700万。但是，除了辩论，讨论和审议之外，最根本的是要让人们知道究竟什么是高血糖。

让我们再来看一下世界卫生组织官网的材料。

Key facts

· The number of people with diabetes has risen from 108 million in 1980 to 422 million in 2014.

- The global prevalence of diabetes among adults over 18 years of age has risen from 4.7% in 1980 to 8.5% in 2014.

- Diabetes prevalence has been rising more rapidly in middle- and low-income countries.

- Diabetes is a major cause of blindness, kidney failure, heart attacks, stroke and lower limb amputation.

- In 2015, an estimated 1.6 million deaths were directly caused by diabetes. Another 2.2 million deaths were attributable to high blood glucose in 2012.

- Almost half of all deaths attributable to high blood glucose occur before the age of 70 years. WHO projects that diabetes will be the seventh leading cause of death in 2030.

- Healthy diet, regular physical activity, maintaining a normal body weight and avoiding tobacco use are ways to prevent or delay the onset of type 2 diabetes.

- Diabetes can be treated and its consequences avoided or delayed with diet, physical activity, medication and regular screening and treatment for complications.

简译

主要事实

- 高血糖人数从1980年的1.08亿增加到2014年的4.22亿。

- 18岁以上成年人高血糖发病率从1980年的4.7%上升至2014年的8.5%。

- 中低收入国家的高血糖患病率上升得更快。

- 高血糖是失明，肾衰竭，心脏病发作，中风和下肢截肢的主要原因。

- 2015年，估计高血糖直接导致了160万人的死亡。2012年有220万人的死与高血糖有关。

- 由于高血糖致死的人数几乎一半发生在70岁以前。世界卫生组织预测，高血糖将在2030年成为第七大死因。

- 健康饮食，体力活动，维持正常体重和避免吸烟是预防或延缓2型高血糖发病的方法。

- 通过饮食，体力活动，药物治疗以及定期筛查和治疗并发症来避免高血糖及其后果。

以上对高血糖的介绍在我们面前摆出了一堆貌似有序而又无序的拼图碎片。言其有序是因为对高血糖的发病原因、发病者的大概社会阶层、生活习惯乃至在世界上的分布都已经有了一个大概的了解，各种统计数据都支持着上述的结论。言其无序是因为虽然统计数据支持其说，但"其说"却大有各执一端之嫌，也就是说所谓的结论之间存在着自相矛盾的现象。

从世界卫生组织提供的统计数字来看，随着社会的进步，财富的增加，饮食习惯的改变，高血糖的发病率明显增长。就全世界的情况看来，经济发展、生活水平提高，人的营养状况也随之改善，结果是什么呢？高血糖、痛风等所谓的"富贵病"也随着这一趋势而向上飙升。那么，社会的发展难道就是为了给人类增加痛苦吗？当然不是。我们虽然在这些统计数据中看到了现实的一面，同时我们也看到了现实社会中与这一趋势自相矛盾和困惑的一面。同一资料来源透露，高血糖在低收入及中等收入国家内的增长幅度非常大，也就是说高血糖在贫困社会阶层也普遍存在。由此可见，高血糖的发病似乎没有社会阶层的歧视，你生活富裕也好，贫困也好，高血糖对你一视同仁。同样应该引起注意的是，在低收入与中等收入的国家高血糖的发病率预计在今后的几十年内还会持续增长。对这一情况有一种可能的合理解释，那就是现在的低收入国家正在经历着一种由低收入向中或高收入社会发展的过程，在这一过程中，随着社会的发展、收入的提高、营养的改善、血糖也会随之而动，发病率也就有可能增长了。

我们有没有注意到，前面我们引用的资料所呈现的现实与我们人类发展的愿望有所相悖。我们人类从远古社会一路走来，所做的一切都是为了改善自身生活条件，延长人类寿命，减少病痛。但是现在看来，随着社会财富的增加，生活条件的改善，在人类寿命不断延长的同时，病痛也开始像影子一样，亦步亦趋，越来越纠缠着大批步入老年的人群。除此之外，无论是高血糖、心脑血管病还是人体免疫系统疾病，都开始向年轻的方向发展。过去很多本是老年人中常见的疾病已经悄无声息地渗透到中年人群，甚至在年轻人中也可以见到了。

新陈代谢与消化系统

提到新陈代谢，可能我们会想到营养的吸收和废物的排泄。那我们就先来看一下该怎样理解新陈代谢的意思。

新陈代谢是指身体内转化或使用能量的所有物理和化学过程，例如：

- 呼吸
- 循环血液
- 控制体温
- 伸缩肌肉
- 消化食物吸取营养
- 通过尿液和粪便排除废物
- 发挥大脑和神经的功能

这些是众人皆知的常识。现代科学把以上的常识进一步具体化，并用现代科学的知识去通俗地解释新陈代谢。

新陈代谢（来自希腊语）是生物为了维持生存而在细胞内进行的化学物质的转化。新陈代谢的三个主要作用是将食物转化为细胞所需的能量，然后将食物转化为制造蛋白质、脂质、核酸及碳水化合物的原料，将含氮的废物排出体外。这些由酶催化的反应被用来促进有机体的生长、繁殖、维持其肌体的结构并应对周围环境的变化。代谢一词也可以指生物体中发生的所有化学反应的总和，包括消化和将吸收的物质在细胞之间的传输，在细胞内的反应称为中间代谢。

新陈代谢通常分为两类：分解代谢，将有机物进行分解，例如通过细胞呼吸将葡萄糖分解为丙酮酸；合成代谢，将蛋白质和核酸合成细胞的成分等。一般说来，分解释放能量，合成消耗能量。

新陈代谢的化学反应组成代谢的途径，其中一种化学物质通过一系列酶的反应并经过一系列步骤转化为另一种化学物质。酶对新陈代谢至关重要，因为它们知道将哪些元素配在一起会产生能量，没有它们能量不会自主产生。酶的催化作用加速了反应。酶也调控代谢途径以应对细胞所处环境的变化或应对来自其他细胞的信号。

某些有机体的代谢系统能够识别哪些物质有营养，哪些有毒。例如，一些原核生物将硫化氢作为营养，但这种气体对动物却是有毒的。新陈代谢的速度，即新陈代谢率，决定有机体需要的食物量和如何取得某种食物。

从以上的简介我们得知，新陈代谢是我们人体得以成长壮大，生命得以延续所必需的功能和过程。只要新陈代谢的功能正常、完善，人体就能够正常发育成长；只要我们的生命继续延续下去，新陈代谢就会一直伴随着我们的生命。那新陈代谢什么时候会停止呢？在我们生命停止的时候。当人的生命停止时，新陈代谢作为在该生物体上的过程也就停止了，其功能也随之消失。当然，以上的介绍只是一个概括性的简介，实际上新陈代谢的过程在人体中远比这一简介要复杂得多。但有一点是非常明确的，就是新陈代谢的意思是消化与吸收人体所需要的各种养分，并把人体产生的废料运送出体外。

读起来感觉多么熟悉，有一种似曾相识的感觉，提到的内容似乎与我们前面讨论的许多内容一脉相承。新陈代谢说到底，说的就是消化系统的功能，离开了消化系统的功能，人类的新陈代谢也就无从谈起。既然消化系统这么重要，那么消化系统都由哪些部分组成，都有哪些具体的功能呢？这些消化系统的各部分又是怎样协调工作的呢？下面我们来看一下现代科学对消化系统的简介和理解。首先，消化系统都包括哪些器官。

人类的消化系统是由胃肠道和其他辅助消化的器官（如舌头、唾液腺、胰腺、肝脏和胆囊）组成。消化的过程是将食物分解成越来越小的成分，直到它们能够被吸收到体内。消化过程分为很多阶段，第一阶段从头部开始，始于对食物的视觉及味觉的反应，从而使胃产生分泌物。下一步就从口腔开始，通过咀嚼，将食物搅成一团食糜，通过食道进入胃部与胃酸混合，然后进入十二指肠，在那里它与胰腺产生的多种酶混合。唾液中含有一种叫作淀粉酶的催化酶，这种酶在口腔中就对食物产生作用。还有一种叫作舌脂酶的消化酶产生于舌头上的舌乳头和唾液腺，通过咀嚼肌带动牙齿咀嚼、肠蠕动和分解来帮助消化。胃酸和胃中的黏液对于继续进行消化至关重要。

肌肉蠕动并产生节律性的收缩，蠕动便从食道开始顺着胃壁直至胃肠道。食糜进入消化道之后，消化道最初产生一些糊状物与其混合。当食糜在小肠中被完全分解时，其作为半液体状的糊状物便被吸收到淋巴系统中。大部分食物的消化吸收都发生在小肠中，水和一些矿物质被重新吸收回大肠和结肠的血液中，消化产生的废料（粪便）则通过直肠从肛门排出体外。

食物的消化要通过某些器官及身体的其他部分共同完成。辅助消化的器官有肝脏，胆囊和胰腺，其他部分包括口腔、唾液腺、舌头、牙齿和会厌。消化系统最大的组成部分是胃肠道（GI Tract），这一部分起始于口腔，直至肛门，全长约9米。

各种疾病都会对消化系统产生影响，其中许多疾病可能是先天性的。但细菌、病毒、真菌都会引起口腔疾病，药物的副作用也同样会致病。口腔的疾病包括舌和唾液腺疾病，牙龈病通常是由牙根菌斑中的细菌引起，最常见的口腔病毒感染是由单纯疱疹引起的。常见的真菌感染为念珠菌，俗称鹅口疮，念珠菌会对口腔黏膜产生影响。

食道会产生各种疾病，它会使食道变得狭窄，导致吞咽困难。它也可以完全阻塞食道。

胃病通常是慢性病，包括胃轻瘫、胃炎和消化性溃疡。

包括营养不良和贫血在内的许多问题可能是吸收功能异常，即胃肠道的吸收功能异常，不能很好地吸收营养。吸收不良可能有许多原因，从感染到酶缺乏，如外分泌胰腺功能不全等。它也可能由于其他胃肠疾病如乳糜泻而导致。乳糜泻是一种小肠的自身免疫性疾病。由于小肠的吸收功能紊乱而导致维生素缺乏。当小肠与腹腔隔膜搅在一起造成肠扭转时也可以导致小肠阻塞，严重的时候可能导致隔膜缺血。

憩室炎症是一种常见的肠道疾病。憩室是在肠壁内形成的小袋，发炎时会引起憩室炎症。憩室炎一旦破裂会造成感染，并可能产生并发症。任何这种感染都可能扩散到腹部（腹膜），并有可能导致致命性腹膜炎。

克隆氏症是一种常见的慢性肠炎（IBD）。它的影响可遍及整个胃肠道，但它主要起始于回肠末端。

溃疡性结肠炎发生在结肠，是另一种以炎症为主的肠病，病灶仅限于结肠和直肠。这两处的炎症会增加患结直肠癌的风险。溃疡性结肠炎是最常见的肠道炎症。

肠易激综合征（IBS）是最常见的功能性胃肠道疾病。这些特发性疾病的病因有待于科学研究的进一步确定。

贾第虫病是一种由原生寄生虫贾第虫（Giardia Lamblia）引起的小肠疾病。它不会扩散，仅局限于小肠腔。它可以毫无症状，也可以表现为各种症状。贾第虫病是人类最常见的致病性寄生虫感染。

讨论至此，我们是否可以初步得出这样一个结论，人体所产生的疾病，外伤和传染病除外，几乎都直接或间接地与消化系统有关。换句话说，消化系统功能的衰败是造成绝大多数疾病的根源。话说到这里，可能会有人提出：造成上面所提到的消化系统疾病的原因是什么呢？是消化系统本身的问题呢？还是外界因素的影响呢？如果是外界因素的影响，是环境吗？是细菌吗？是病毒吗？

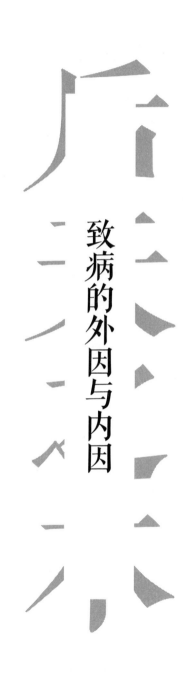

致病的外因与内因

细菌，病毒及其他外界因素

  细菌、病毒对我们来说不是什么新鲜的事物。除了特殊环境可以做到无菌以外，可以说到处都是细菌。有了细菌，病毒就有可能也伴随其间。而这些都是就人体外部而言。人体内部呢？毋庸讳言，同样也充满了各种细菌。人类消化系统的功能如果缺少了细菌，我们对食物的消化，分解恐怕就会有较大的问题，同时我们的吸收功能也会是困难重重。没有细菌，恐怕我们的消化功能就不能正常工作，甚至衰败或死亡。没有了正常的消化功能，人体就谈不上对食物的消化分解，没有消化分解也就很难有对营养的吸收，人体的新陈代谢就会受到影响或中断，再下去就直接威胁到了我们的生命。在我们展开讨论之前，让我们先来了解一下细菌和病毒。

  细菌是一种生物细胞。绝大多数的原核微生物都是由细菌组成。细菌的长度通常只有几微米。细菌外形各异，有球体，棒状和螺旋状等。细菌是地球上最早出现的生物之一，并存在于地球绝大部分的栖息地中。细菌栖息在土壤，水，酸性温泉，放射性废物和地壳的深部。细菌还与植物和动物存在共生和寄生关系。绝大多数细菌至今尚未被人类鉴定，世界上只有大约一半的细菌门类可以在实验室中培养。对细菌的研究被称为细菌学，是微生物学的一个分支。

  细菌在营养循环的许多阶段中所扮演的角色都是至关重要的，例如通过循环营养物质固定大气中的氮，再如在养分循环中尸体的分解离不开细菌的作用。在热升冷降的生物环境中，极小的微生物细菌所扮演的角色是将分解后的化合物（如硫化氢和甲烷）转化为能量，为维持生命提供所需的营养。据研究，在一万多米深的马里亚纳海沟中有大量细菌繁殖。据其中一位研究人员说："你可以在任何地方找到微生物，它们适应能力极强，无论在哪里都能生存。"

  由此可见，不管你是否愿意，不管周围的环境如何，细菌在这个世界无处不在。我们可以人为地在某个有限的时段及有限的区域内做到无菌，但我们不可能，也绝对没有做到过大幅度大面积内的无菌。或许我们可以这样说，一个绝对无菌的世界不会存在，因为那里没有了生物，没有了生命，这样的世界在地球上没有存在的可能。

那么细菌和病毒的区别在哪里呢？让我们来简单地了解一下病毒。

病毒是一种小型的具有感染性的因子，它们只能在其他生物内完成复制。病毒可以感染各种类型的生命形式，从动物和植物到微生物，包括细菌和古细菌，都可以受到病毒的感染。

当病毒尚未进入细胞内或正在感染细胞的过程中，病毒存在的形式为颗粒。这些病毒颗粒的物质构成为：①由DNA或RNA构成的遗传物质，携带遗传信息的长分子；②蛋白质的外壳，称为衣壳，围绕并保护遗传物质；③在某些情况下围绕蛋白质外壳的脂质包膜。这些病毒颗粒的形状从某些简单的螺旋形到二十面体形，有些病毒则更复杂。大多数病毒的颗粒非常之小，小到无法用光学显微镜直接观察到，病毒颗粒约为一般细菌的百分之一大小。

凡有生命的地方就会有病毒存在，很可能病毒是伴随着生命的出现而出现的。病毒的起源尚不清楚，因为它们不会形成化石。利用分子技术比较病毒的DNA或RNA，是研究它们产生的一种手段。此外，病毒的遗传物质有时可以渗入到其宿主生物的种系中，通过它们可以遗传给宿主生物的后代。这就为古代病毒学家提供了宝贵的信息来源，因为它可以追溯到数百万年前存在的古老病毒。

关于病毒是一种生命形式还是与生物体相互作用的一种有机结构，至今学术界意见不一。它们被描述为处于"生物界边缘的生物"。与生物相似，它们拥有基因，通过自然选择而进化，并通过反复自我复制来繁殖，虽然它们具有基因，但它们却没有细胞结构。病毒没有自己的新陈代谢，需要通过宿主细胞来繁衍，离开了宿主细胞它们就失去了自然繁殖的能力。当然，像立克次氏体和衣原体这样的细菌物种虽然被认为是生物体，但其与病毒相同的局限性也显而易见。公认的生命形式靠细胞分裂来繁殖，而病毒却在细胞内自我形成，它们与晶体形成规律不同，在适者生存的环境中根据环境的不同它们会自动产生基因突变。病毒的这种自我复制对生命起源的研究具有重要意义，因为它进一步证实了生命在不同的环境中能够适应并继续自我复制的假设。

病毒的繁殖不通过细胞分裂，因为它们属于无细胞结构。相反，他们利用宿主细胞的机制和代谢来完成自身的复制，这种复制在细胞中完成。

病毒已被认定是人类和其他物种患癌症的因素之一。病毒性癌症仅影响着少数感染者（或动物）。癌症病毒来自众多的病毒家族，包括RNA和DNA病毒，因此没有单一类型的"肿瘤病毒"。癌症的发展取决于多种因素，如人的免疫功能及其突变。现在认为会造成人类癌症的病毒包括人乳头瘤病毒、乙型肝炎病毒、丙型肝炎病毒、爱泼斯坦-巴尔病毒、卡波西氏肉瘤相关疱疹病毒和人类T-淋巴细胞病毒的一些基因型等。最近发现会造成人类癌症的病毒是一种多瘤病毒（Merkel细胞多瘤病毒），某些皮肤癌病例被称为Merkel细胞癌。肝病毒可导致肝癌的慢性病毒感染。人类T淋巴细胞病毒可导致热带痉挛性下肢瘫痪和成人T细胞白血病。人乳头瘤病毒是导致宫颈癌、皮肤癌、肛门癌和阴茎癌的确定原因。在疱疹病毒科中，卡波西肉瘤相关疱疹病毒会引起卡波西氏肉瘤和体腔淋巴瘤，而爱泼斯坦-巴尔病毒则会导致伯基特氏淋巴瘤、霍奇金淋巴瘤、B淋巴细胞增生性疾病和鼻咽癌。Merkel细胞多瘤病毒与SV40密切相关，而小鼠多瘤病毒已被用作癌症病毒的动物模型50多年了。

因为病毒是通过宿主细胞内的代谢进行复制的，所以如果不使用对宿主细胞产生毒性作用的药物，它们很难消除。对病毒性疾病最有效的医学方法是提供具有免疫的疫苗接种，以及选择性地使用干扰病毒复制的抗病毒药物。

看完以上对细菌和病毒的简介，我们很容易就得出这样一个结论：细菌无处不在。凡是有生命的地方就有细菌，凡是有生命的地方就很可能有病毒。这一结论给我们绘制了一幅恐怖的图画，随着细菌的繁衍，病毒的传播，世界上其他生物的生存和繁衍无一不在受着细菌和病毒的威胁，要想逃离细菌和病毒的存在，躲到另外一个世界，从根本上说就是白日做梦。既然生活在这样一个世界里，人类只能绞尽脑汁，千方百计地寻找各种应对的方法，抗生素和干扰素的产生便是人类多少年来在这方面探索的成果。说到这里，不由地想到了曾经被奉为神药的"抗生素"。

抗生素及药物

在一个充满了细菌和病毒威胁的世界里，人类靠什么来保护自己，靠什么在这个世界里生存下去呢？抗生素的发现和发明给人类的生存带来了福音，使人类不再对某些传染病有所畏惧。那么，何为抗生素？

抗生素是一种活性物质，对细菌有杀灭的作用。抗生素是抗击细菌感染最重要的抗菌剂。抗生素药物广泛用于治疗和预防此类感染，它们可用来杀死或抑制细菌的生长。抗生素对病毒的作用甚微，例如对普通感冒或流感等病毒，抑制病毒的药物被称为抗病毒药物而不是抗生素。

抗生素一词（原意为"反对生命"，是从古希腊文中派生出来的一种新拉丁文）往往泛指任何用于对抗微生物的物质。在医学用途中，最开始的抗生素是一种天然产生的微生物，例如青霉素，它可以杀灭或抑制另一种或几种微生物。而非天然抗生素的抗菌剂（如磺胺类和防腐剂等）则是完全化学合成的。然而，这两个类别的抗生素都具有杀死或阻止微生物生长的相同作用，并且两者都被归属于抗微生物的化学疗法之中。"抗菌药"包括抗菌皂和化学消毒剂，而抗生素则是一类重要的抗菌药物，更多地用于医药，有时也用于牲畜饲料。

抗生素在20世纪彻底改变了医学。然而，它们的速效性和易于制作也导致了抗生素的滥用，致使一些细菌已经对抗生素产生了抗药性。耐药性的问题已经成为世界上一大普遍现象，世界卫生组织将抗菌药物的耐药性总结为一种"具有不可估量的严重威胁，它正在世界各地蔓延开来，它的影响涉及世界上所有国家、所有年龄以及各个种族的人。"

在查资料的时候，偶然见到一些有关抗生素与肥胖相关的文字，现综述如下。

研究中建立了人与小鼠的模型，研究人员发现若是在生命的早期接触了抗生素，在此之后容易发胖，二者有一定的相关性。早期生命是建立肠道微生物群和今后代谢发育的关键时期。在接触了亚治疗性抗生素治疗（STAT）之后的小鼠，如青霉素、万古霉素或金霉素等，均改变了肠道微生物群的形成及其代谢能力。一项研究报道给小鼠在出生和整个断奶过程中给予低剂量青霉素，与对照组小鼠相比，它们的体重增加，体形增长，脂肪量增加，生长加速，脂肪生成，相关基因的肝脏表达也同时相应增加。此外，青霉素与高脂饮食相结合可增加小鼠的空腹胰岛素水平。但抗生素是否会导致人类肥胖尚不确定。研究发现早期接触抗生素（<6个月）与体重增加（10个月和20个月）之间存在相关性，另一项研究发现，与青霉素和头孢菌素相比，接触大环内酯类抗生素后超重的风险最高。因此，早期接触抗生素与人类肥胖之间存在着相关性，但是否存在因果关系尚不能确定。

读完前面所介绍的材料，我们似乎得到了这样一些印象：

1.细菌是比我们人类还要古老的生物。它们在这个世界上几乎无处不在，在许多我们人类都不能企及的地方同样有着细菌的存在。有了细菌的存在，就为病毒的存在提供了可能性。这一前提就决定了在这个世界上，细菌和病毒的数量要远远大于人类的数量。

2.由于细菌和病毒的数量是如此之大，这就决定了不管你愿意与否，我们人类无时无刻都生活在细菌（有很大可能也加上病毒）之中。就连我们的体表、体内、脏器内部都存在着大量的细菌。

3.并非所有的细菌都对人体有害，人类从某种程度上来讲是依靠细菌的存在和细菌的功能才能够存活下去。一个没有细菌的世界是不存在的，即使有的话，人类也无法在这个世界中生存。

4.细菌和病毒的存在本身并不直接威胁人类的健康，否则的话，世界上每个人都会病倒。由此可见，在我们的生存环境中只要细菌和病毒的量不超过某种限度，他们就不会对人类的健康产生影响。

5.人类在过去、现在以及将来都没有过，也不可能做到将细菌及病毒全部消灭干净。如果在某一较大的区域内做到了这一点，这一区域内就不会再有生命的存在，包括人类本身。

明确了以上这几点，我们为什么还要使用那么多抗生素呢？

的确，自抗生素发明以来，很多情况下我们都在使用抗生素，以至于抗生素的使用已经远远地超出了我们设计抗生素时的初衷，这也就给人类带来了与初衷相悖的另一种灾难——人体对抗生素的抗药性及因细菌和病毒的变异而产生的对抗生素的抗药性。

在我们的生活中，有些疾病曾一度受到良好控制，但对抗生素有抗体的菌株和物种，或被称为"超级细菌"却对这些疾病的复活起到了助纣为虐的作用。例如，以前对结核病有效的抗生素随着有抗体菌株的出现而变得异常棘手。全世界每年新增近50万抗多种药的结核病（MDR-TB）病例，例如NDM-1病菌，可导致对许多β-内酰胺类抗菌药的细菌产生抗药性。英国健康保护局表示，"在治疗严重感染时，大多数带有NDM-1酶菌株使一般的静脉注射抗生素无效。" 2016年5月26日，美国发现了一种大肠杆菌"超级细菌"，它使得抗生素中的最后一道防线——粘菌素——失效。

看了以上这一小段，忽然觉得前面得到的印象被颠覆了。自从人类发明了抗生素以来，我们便将许多疾病的产生归罪于细菌或病毒。在相当一段时间内，我们认为有了抗生素就可以治好绝大多数的疾病，并可以有效地预防许多疾病。但是，这一套思路已经被现实一次又一次地否定。是什么地方出问题了吗？或者说，这些只是抗生素的副产品？如果说抗生素（其他药物）有副产品的话，那是不是我们常说的副作用呢？

我们先来看一看什么是副作用。

浅说副作用

在医学中，副作用是指所得到的在预期效果之外的作用，有可能是有益的也有可能是有害的作用。当然，现在所提到的副作用主要是指不良反应，但它也可用于有益的但非预期的后果上。开发药物是一个复杂的过程，因为世界上没有完全相同的两个人，所以即使基本上没有副作用的药物，对某些人来说也会有例外。此外，很难制造出针对身体一部分有益但不影响身体其他部位的药物，这就加大了非目标部位出现副作用的风险。

在极其偶然的情况下，开处方时专门利用某种药物的副作用来进行治疗，这种情况，副作用就不再是副作用，而成为预期的效果。例如，X射线在历史上（现在仍是）用作成像技术，但其溶瘤作用的发现却引领人们将其应用在放射治疗之中（消融恶性肿瘤）。

（引自：https://en.wikipedia.org/wiki/Side_effect）

再来看另一家的说法。

从常用的阿司匹林到现有的最复杂的处方药，所有的药物都有副作用。大多数的副作用轻微，有些只在生活中产生一些不便，有些则很严重，而有些则很出人意料，无法解释。

内服药物最常见的副作用会涉及人的胃肠系统。几乎任何药物都可能引起恶心或胃部不适，尽管它可能只发生在为数不多的人身上。对于外用药物，皮肤的不良反应则为通见。

（引自：https://www.webmd.com/a-to-z-guides/drug-side-effects）

"所有的药物都有副作用……几乎任何药物都可能引起恶心或胃部不适。"结合前面的讨论，我们似乎在这里又看到了前面我们讨论问题的最后归结点——人的消化系统。问题真是这样的吗？最好的方法就是把所有的药物都分析一遍，看看到底有多少药物会对消化系统产生不良作用。可惜的是，现代药物的品种繁多，品牌繁杂，一时又找不到较好的数据进行分析。刚好手头有一本《The Pill Book》，这是一本关于美国医药市场上常用药物的科普类书籍，于1979年出版发行第一版，每隔几年更新一次，大概是2012年以后，我再也没有找到更新的版本。自己猜测大概是由于网络的普及，很多人已经不再买书读了，尤其是这一类的工具书，上网一找就全有了。

用这本书做分析的好处是简单易行，任何人都可以对此进行重复检验。翻看了一下这本书（第15版），书中所收录的药物基本上仍是当今最常用的药物，而让我比较感兴趣的是各种药物的副作用问题，这里所说的副作用是指药物对人身体产生的不良反应。书中对药物的副作用做了如下划分："副作用在书中分为4级：最常见，常见，不常见与少见。"

我们的目的是想知道药物对人的消化系统是否会产生不良影响。根据前面引文中所说的药物会对人的肠胃产生影响，在副作用的部分中我们认为，在使用该药物后，凡出现恶心、呕吐、影响食欲、便秘、腹泻、胃反酸倒流、胃腹疼痛、胀气都应该被划为对肠胃产生的不良影响。书中共收录299种常见药物，许多药物在其种类之下又有多种不同医药公司生产的不同品牌的药品，有的还对原药物稍事加减。在这299种常见药物之下共收录了1800个不同品牌的药品，这些药品大多数为内服药，但也有一部分外用药。检索是以这299种药为基础，计算也是以此为基数的。在检索时我们没有将外用药单独立项，只是从这总体为299种药之中查寻其副作用部分。手工检索颇费时间，且不能保证其准确性。完成检索后自己核对了两遍，应该说基本上准确。况且，只要不是很大的误差，应该不会影响最后的结论。

根据以上所设标准，在所收录的299种药物中（包括外用药），有275种药物会对人的肠胃（消化系统）产生不良反应（副作用），占市场上常见药物总数的91.97%。这一简单的汇总从另一个侧面印证了"内服药物最常见的副作用会涉及人的胃肠系统"的结论。

副作用（不良反应）涉及人的胃肠系统，意味着药物会对人的胃肠系统造成损害。有些可能损害较严重，有些可能稍微轻一点，不管怎样，副作用不会给人的消化系统带来益处。从某种意义上来讲，我们服用的绝大多数药物都对我们的消化系统功能无益。那么医生们既然知道药物对消化功能有害，为什么还要用这些对人体有害的药物来治病呢？在这里我想替医生们说两句。使用药物，尤其是使用明知有副作用的药物来治病实在是无可奈何之举。说"无可奈何"是因为世界上占主导地位的现代医学对疾病的认识和理解仍然有限，在临床上使用手术、化疗、放疗和药物治疗是我们现在能力范围内所能够做到的。在病痛与药物的副作用之间，现代医学只能再三权衡其利弊，可以说只能是"以人为本"吧。

说到药物对消化系统的影响，有人可能会想：人的消化系统也会生病，也会被细菌感染。在这种情况下，我们不是也要使用包括抗生素在内的药物进行治疗吗？如果有人罹患幽门螺杆菌的胃病，胃本身就已经受到病菌的感染，难道不需要治疗吗？在讨论这一问题之前，我们先来了解一下幽门螺杆菌。

幽门螺杆菌

近年来，每当听人谈起幽门螺杆菌大家便会有一种谈虎色变的感觉。尤其是谈到癌症和幽门螺杆菌的时候，似乎有一种幽门螺杆菌直接致癌的感觉。从有关资料中我们摘取了一部分与此相关的内容介绍给大家，便于了解什么是幽门螺杆菌。

幽门螺杆菌（Helicobacter Pylori），幽门螺杆菌在以前称为幽门弯曲杆菌（Campylobacter Pylori）是一种通常在胃中发现的革兰氏阴性微需氧细菌。1982年，澳大利亚科学家Barry Marshall和Robin Warren发现在患有慢性胃炎和胃溃疡的患者身上常带有这种细菌，在此之前医学界并不认为微生物是造成这种疾病的原因。幽门螺杆菌还可以造成十二指肠溃疡和胃癌。然而，超过80%的细菌感染，临床上表现为无症状，且幽门螺杆菌可能在胃天然的状态中起到重要作用。

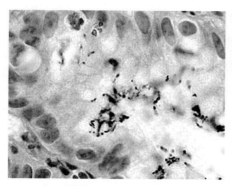 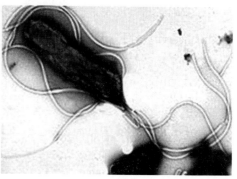

左图:来自胃活组织检查的幽门螺杆菌的免疫组织化学染色;右图:幽门螺杆菌
(图片来自:https://en.wikipedia.org/wiki/Helicobacter_pylori)

有些感染幽门螺杆菌的人从未出现过任何症状或并发症。急性感染可能表现为急性胃炎的症状,常伴有腹痛(胃痛)或恶心。如果发展成慢性胃炎,常伴有胃痛、恶心、腹胀、打嗝等症状,有时也会伴有呕吐或出现黑便。

感染幽门螺杆菌的个体一生中患消化性溃疡的风险为10%~20%,而消化性溃疡发展成胃癌的风险为1%~2%。幽门窦炎可能会导致十二指肠溃疡,而胃炎(胃的整体)更可能导致胃溃疡和胃癌。引人注意的是,幽门螺杆菌仅在慢性炎症的第一阶段起作用,但在致癌作用的其他阶段就不起什么作用了。2009年一项综合分析得出结论认为,根除幽门螺杆菌可降低先前感染者罹患胃癌的风险,这表明长期有幽门螺杆菌的人会比其他人转成胃癌的可能性要大,他们中有大约65%会转成癌症,但就绝对风险而言,转成癌症的风险为1.1%~1.7%。

幽门螺杆菌与结肠息肉和结直肠癌有所关联,在某种程度上也可能与眼病有关。

幽门螺杆菌感染引起的疼痛通常在胃中空虚,两餐之间和清晨时间发作,但在其他时间也可能发生。胃溃疡的症状如恶心、呕吐和食欲不振也时有发生。如果出现长期出血则可能导致贫血,同时出现虚弱和疲劳的症状。如果出血严重,可能会出现呕血、便血或黑便。

胃里有幽门螺杆菌本身不是一种疾病,而是一种与胃肠道疾病有关的条件。常规化验一般不包括对幽门螺杆菌的检测,如果本人有消化道溃疡或胃部黏膜相关淋巴组织(MALT)淋巴瘤初起、胃癌早期有过微创手术、直系亲属患过胃癌或本人曾有过某些消化不良病史，则建议进行检测。现有的几种测试方法包括创伤性和无创性测试方法。

根植于胃里的幽门螺杆菌常会诱发慢性胃炎，即胃的持久性炎症。对大多数人来讲，幽门螺杆菌在胃中可驻扎长达数十年。尽管患有慢性胃炎，但大多数感染幽门螺杆菌的个体却从未有过临床症状。被幽门螺杆菌感染的人中大约10%~20%最终会引发胃溃疡和十二指肠溃疡，一生中罹患胃癌的风险为1%~2%，诱发胃MALT淋巴瘤的风险则低于1%。

据信幽门螺杆菌如果不加治疗，人们一旦受到感染，幽门螺杆菌就会在胃里持续终生。然而，在老年人中，随着胃黏膜变得越来越萎缩并且不适于细菌繁殖时，感染可能会消失。这种情况的持续造成急性感染的比例尚不清楚，但是有些对人口历史的研究报告表明感染确有较明显的自然消失的情况。

大量证据表明幽门螺杆菌在保护人体健康方面起到了重要的作用。在人群中当幽门螺杆菌减少的同时，胃酸反流，巴雷特食管和食道癌的发病率急剧上升。1996年，Martin J. Blaser提出了幽门螺杆菌可调节胃里食物的酸度，从而对胃有益的假设。但该假设尚未被普遍接受，因为一些随机对照试验未能证明根除幽门螺杆菌后胃酸反流的症状会有所减轻，与此相反，胃酸反流反而出现恶化的现象。但是，Blaser却反复强调了他的观点，认为幽门螺杆菌是胃里正常菌群中的一员，他认为没有幽门螺杆菌会引起胃的生理变化是近期2型糖尿病、肥胖症和哮喘发病率增加的原因。他的研究小组最近的研究表明携带幽门螺杆菌的儿童哮喘发病率较低。

感染上这种幽门螺杆菌的年龄似乎影响着感染的病理结果。早期感染的人可能会有更严重的炎症，然后出现萎缩性胃炎，继而会有极大的可能转为胃溃疡或胃癌，或两者兼而有之。发展中国家儿童的感染率较高，这可能是由于卫生条件差，伴随着有些病症抗生素使用率较低的缘故。在发达国家，目前儿童感染的情况不常见，但感染者的百分比随着年龄的增长而增加。60岁以上的人感染率约为50%，而18~30岁的感染率则为10%左右。老年人中较高的感染率可能是相当一部分人在儿童时即获感染，而不是在他们年老时才被感染上的。在美国，非裔美国人和拉丁裔人群的感染率较高，有些研究认为这很可能是由于社会经济因素造成的。西方国家的感染率较低主要归功于卫生标准较高和普遍使用抗生素。尽管世界某些地区的感染率很高，但幽门螺杆菌感染的总体感染率却在下降。值得注意的是，幽门螺杆菌已经出现了对抗生素的耐药性，对许多甲硝唑和克拉霉素的耐药菌株也在世界大部分地区出现。这种情况的产生对医学界来说不是什么好事，医药界必须不断地研究出新的抗生素，以对付不断强大的细菌。在旧的抗生素已经失效，而新的抗生素尚未获批或尚未离开实验室的时候，患者必然成为这一间隙的牺牲品。可惜的是，这一现象已经在我们生活的现实中出现，并引起了医学界的警醒。

上面的简介有一点引起了我的注意，就是似乎年龄是一个比较重要的因素。人年轻时，被感染幽门螺杆菌的比例较低，而随着年龄的增长，比例会越来越高。由于上面的介绍比较粗略，我就专门去查了一下某些研究的原文，该研究是对台湾人群的一项随机调查。于是，便辗转通过"台湾消化系医学会"的苏德轩先生帮助找到了调查的原文，该研究是20世纪90年代初完成的，可能会有助于我们对幽门螺杆菌的讨论。现将原调查结果整理如下表。

幽门螺杆菌血清阳性率，823台湾分性别，年龄组随机样本

年龄组	男			女			总数		
	HP IgG 阳性	年龄组人数	%	HP IgG 阳性	年龄组人数	%	HP IgG 阳性	年龄组人数	%
<10	16	73	21.9	22	67	32.8	38	140	27.1
10-19	33	77	42.9	30	77	39.0	63	154	40.9
20-29	35	58	60.3	22	53	41.5	57	111	51.4
30-39	42	66	63.6	47	74	63.5	89	140	63.6
40-49	27	45	60.0	32	44	72.7	59	89	66.3
50-59	29	40	72.5	46	56	82.1	75	96	78.1
60-69	26	35	74.3	16	23	69.6	42	58	72.4
>70	12	16	75.0	13	19	68.4	25	33	75.8
总体	220	410	53.7	228	413	55.2	448	823	54.4

从表中我们注意到，年龄小于10岁的人群感染幽门螺杆菌的概率较低，为27.1%；随着年龄的增长感染率也随之上升，在50岁以后感染率便超过70%，在此之后便居高不降。看到了这一点后，有没有人立刻就想起了本书前面对

"气"和生命力的讨论？人的生物特性——生命力，在这里又一次得到了体现。人在年轻时，由于生命力较强，或许也意味着人的免疫功能较强，幽门螺杆菌的感染率也比较低；随着年龄的增长，人的生命力开始由强转弱，可能随着这一变化人的免疫功能也开始减弱，幽门螺杆菌的感染率也随之上升；步入老年，随着人的机体及其功能的进一步衰弱，已经有大部分老年人感染了幽门螺杆菌。

看了以上的简介之后，有人可能会感到喜忧参半。喜的是幽门螺杆菌好像没有以前所担忧的那样可怕，受到幽门螺杆菌感染的人不一定会得胃溃疡，最后也不一定会发展成胃癌。在某种程度上（现在尚不确定，有待于进一步的观察实验来证明），有可能幽门螺杆菌在胃的有益菌群中还占有一席之地，是我们人生命中不可缺少的一部分。忧的是幽门螺杆菌感染毕竟有可能发展成为胃溃疡或胃癌，且幽门螺杆菌对抗生素的耐药性已经出现，如果这种耐药的趋势持续下去的话，人类对细菌和病毒的控制不是注定要失败了吗？地球上那么多的细菌和各种病毒怎么能够杀得完呢？如果杀不完的话，人类不是早晚都会被细菌和病毒吞没了吗？当细菌和病毒在人群中传播开来，防线和应对措施完全失控时，人类会怎样呢？

用现代人常说的一句话概括：细思极恐。

瘟疫与幸存者

"瘟疫"指流行性急性传染病。

在中文与英文的词典中所载的词义基本相同。也就是说，"瘟疫"无论在何种语言中的含义都是以其传播迅速，祸害面极广，且难以控制为特征的。瘟疫在历史上究竟造成了多大的损害？我们来简单地看一下历史上的记载。

> 雅典瘟疫（希腊语：Λοιμός των Αθηνών）是伯罗奔尼撒战争（公元前430年）开始后第二年摧毁古希腊雅典城邦的一场瘟疫。就在雅典人胜利在望之时，瘟疫爆发了。瘟疫是通过比雷埃夫斯进入雅典的，比雷埃夫斯则是雅典唯一的食物和供给来源的港口。地中海东部的大部分地区也爆发了这种疾病，但影响不大。公元前429年和公元前

427～426年的冬天瘟疫曾又有两次爆发。有人认为引起瘟疫的病原体约有30种。

在《伯罗奔尼撒战争史》中，历史学家修昔底德（Thucydides）较详细地描述了这种流行病，他本人也感染了这种疾病但却幸存了下来。他写道，一种来自埃塞俄比亚的疾病，经过埃及和利比亚进入希腊，这是一场极为严重和致命的瘟疫，没有人知道它从何而来，医生们对其性质一无所知，不仅无法帮助他人，反而因为与患者接触较多而死得更快。在人口拥挤的雅典，这种疾病造成大约25%的人死亡。看到雅典火葬的场景，斯巴达人不敢冒险与患病的敌人接触而撤回了他们的军队。雅典的许多军队和专职海员死去，甚至他们的伯里克利将军也死去了。在伯里克利去世后，雅典由被修昔底德称之为愚蠢与无能的领导人统领。按修昔底德的说法，雅典从此元气大伤，直到公元前415年才勉强恢复体力，但紧接着发动了愚蠢的西西里扩张，又被重创。

历史学家长期以来一直试图找出雅典瘟疫到底属于哪一种疾病。传统的解释认为，这是多种形式的腺鼠疫的爆发。但对记载的症状和流行病学的重新考虑使学者们提出了其他解释的可能。包括斑疹伤寒，天花，麻疹和中毒性休克综合征。雅典瘟疫与最近非洲爆发的瘟疫有着惊人的相似之处，联想到雅典瘟疫本身极可能来自非洲（如修昔底德记录的那样），那么雅典瘟疫很可能是埃博拉或某种病毒性出血热。

鉴于记录在案的对疾病的描述可能随着时间的推移而失真，或者瘟疫的根源是由不再存在的疾病引起的，那我们可能永远不会知道雅典瘟疫的真相。此外，当时由于难民涌入城市造成的拥挤导致食物和水供应不足，昆虫，虱子，老鼠和垃圾也相应地成比例地增长。这些因素都会引发以上任何一种疾病的流行。希望科学技术的进步最终会发现新的线索。

此外，历史记载的另外一场大瘟疫在几百年后也遍及当时的罗马帝国，造成了大量的死亡。这就是安东尼瘟疫。

公元165—180年的安东尼瘟疫，也被称为盖伦瘟疫（盖伦是一位来自希腊在当时生活在罗马帝国的希腊医生，他对这场瘟疫进行过描述）。这场瘟疫是一种古老的流行病，由从近东战役中返回的军队带回罗马帝国。现代学者们怀疑它是天花或是麻疹，但真正的病因尚未确定。有可能这场瘟疫夺去了罗马皇帝Lucius Verus的生命，他死于169年。生前是Marcus Aurelius Antoninus的共同摄政王，他的姓氏Antoninus便被用来命名这场瘟疫。据罗马历史学家Dio Cassius所言，这种瘟疫九年后再次爆发，导致罗马每天有多达2000人死亡，约占染病者的四分之一，该病的死亡率约为25%。据估计，总死亡人数为500万，有些地区三分之一的人口死于这场瘟疫。这场瘟疫也摧毁了罗马军队。

古代的资料认同了这场瘟疫首先出现在公元165—166年冬季罗马围攻塞琉西亚期间。Ammianus Marcellinus记载说，这场瘟疫蔓延到高卢和莱茵河沿岸的军团。Eutropius则声称整个罗马帝国有大量人口死亡。

历史学家威廉·麦克尼尔确信，安东尼瘟疫和后来的塞浦路斯瘟疫是两种不同的疾病，一种是天花，另一种是麻疹，但顺序不一定按此排列。两次瘟疫给欧洲人民造成的灾难或许表明欧洲人以前可能从没有接触过这两种疾病，因为凡是染上过这些疾病者都具有对这些疾病的免疫力。其他历史学家则认为，这两次瘟疫应该都是天花。后一种观点似乎更可信，因为分子生物学研究估计麻疹的演变是在公元500年后的某个时候才开始的。

读过《三国演义》的人都还记得，该书开篇就向读者介绍了当时的历史背景。东汉末期，瘟疫横行，民不聊生，在这一背景下产生了黄巾起义。社会的不稳定与瘟疫夹杂在一起，为朝代的更迭奠定了基础。仅从中国国内发表的一些有关瘟疫的著述来看，大多数都是对瘟疫的结果进行数据方面的记载，仅从非常有限的手头资料来看，有些著作将东汉末年的大瘟疫解读成"伤寒（Typhoid Fever）"或与其相似的病症。也有些研究认为这场瘟疫有可能是

"鼠疫"或"流行性出血热",或是某一种伤寒。据某些研究记载,"这种疾病的主要症状为:由动物(马牛羊等)作为病毒宿主传播,具有强烈的传染性;发病急猛,死亡率很高;患者往往会高热致喘,气绝而死;有些患者有血斑瘀块。"

下面我们引述一些关于"伤寒""天花""出血热""鼠疫"以及"麻疹"的资料,希望能有助于我们理解和分析两千年前在中国大地上产生的这一场瘟疫。

伤寒

伤寒(Typhoid Fever),也称为伤寒热,是由于伤寒沙门氏菌引起的细菌感染。症状可能有轻有重,通常在接触细菌后6~30天左右发病。发病几天内逐渐出现高烧,人感到虚弱,出现腹痛、便秘、头痛和轻度呕吐。有些人体表会出现玫瑰色斑点的皮疹,严重的会产生意识昏乱。如果不及时治疗,症状可持续数周或数月。有些人可以携带细菌而本人不受影响,但是他们却能够将疾病传播给他人。伤寒是一种肠热(燥),副伤寒也是如此。

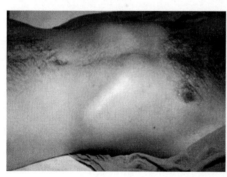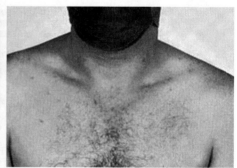

伤寒患者胸前出现玫瑰斑
(图片来源:https://en.wikipedia.org/wiki/Typhoid_fever)

天花

天花(Smallpox)主要是由变种病毒引起的传染病,变种病毒有两个种类,分别是大天花种和小天花种。患者从接触病毒到发病之间的潜伏期约为12天。一旦吸入病毒,大天花病毒侵入口、咽(口腔和咽喉)或呼吸道黏膜,然后进入淋巴结，并开始繁殖。在初始阶段，病毒似乎是从一个细胞传到另一个细胞，但是在第12天左右，感染细胞开始大量裂解，此时血液中出现大量病毒（这被称为病毒血症），随之而来的第二波增生出现在脾脏、骨髓和淋巴结中。

天花最初的症状与其他病毒性疾病相似，包括高烧、肌肉疼痛、头痛和虚脱。消化道不适则司空见惯，经常发生恶心、呕吐和背痛。前期症状或前期阶段通常会持续2~4天。第12~15天，第一个可见病灶——称为Enanthem的小红色斑点就会出现在口腔、舌头、上颚和喉咙的黏膜上，身体温度降至正常水平，之后病变发展迅速，并在唾液中释放出大量病毒。

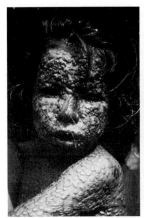 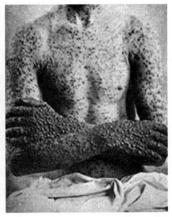 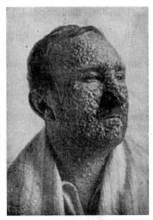

左图：1973年孟加拉国一患天花儿童；中图：1886年天花患者；
右图：1912年美国天花患者
（图片来源：https://en.wikipedia.org/wiki/Smallpox）

天花病毒会首先攻击皮肤细胞，形成天花所特有的丘疹（称为斑疹）。在黏膜损伤出现24~48小时之后，皮肤就会出现皮疹。斑点通常首先出现在前额上，然后迅速扩散到整个面部，四肢的近端部分，然后至躯干，最后到达四肢的远端部分。整个过程不会超过24~36个小时，在此之后一般不会出现新的病变。此时大天花感染会出现几种截然不同的病态：普通型，温和型，恶性型（或扁平型）和出血型，其中恶性型和出血型往往是致命的。

病毒性出血热

病毒性出血热（Viral Hemorrhagic Fevers，VHF）是一种在动物和人类之中症状呈多样性的疾病，其主要症状发烧和出血却是由病毒感染而引起的。VHF可能由五种不同的但同属RNA的病毒引起：它们是Arenaviridae，Filoviridae，Bunyaviridae，Flaviviridae和Rhabdoviridae。所有类型的VHF都以发烧和出血为特征，大多数都伴有高烧、休克乃至死亡。某些VHF病原体发病较轻微，例如斯堪的纳维亚肾病（汉坦病毒），而其他病毒，如埃博拉病毒，发病时症状严重甚至危及生命。

根据定义，VHF的体征和症状包括发烧和出血。VHF的症状表现常包括面部和胸部的潮红、小的红色或紫色斑点（瘀斑）、出血，由水肿引起的肿胀，低血压，有些会导致休克。此外，患者还会躁动不安、肌肉疼痛、头项疼痛、恶心、呕吐和腹泻，症状的严重程度因病毒类型而异。

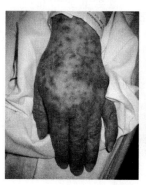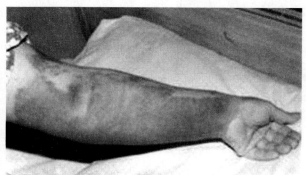

左图：出血热；右图：克里米亚-刚果出血热
（图片来源：https://en.wikipedia.org/wiki/Viral_hemorrhagic_fever）

鼠疫

鼠疫（Plague）是瘟疫的一种。是由鼠疫耶尔森菌引起的传染病。鼠疫患者的发病症状包括发烧、无力和头痛。常在感染病毒后一至七天发作。鼠疫主要有三种类型，腺鼠疫、肺鼠疫和败血症型鼠疫。腺鼠疫患者表现为淋巴结肿胀；败血症型鼠疫的患者，身体某些组织可能会出血、坏死；肺鼠疫患者可能出现呼吸短促、咳嗽和胸痛的症状。

鼠疫的传播途径为：①跳蚤叮咬；②破损的皮肤接触受感染的动物或患者

的血、肉、脓液；③通过飞沫传播。

高风险的人群可以接种疫苗。如果被感染，治疗则以抗生素和特殊护理为主，抗生素常包括庆大霉素和氟喹诺酮。若及时治疗，可以取得较好的治疗效果。

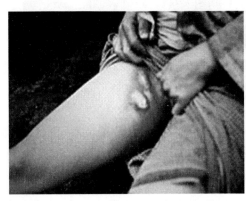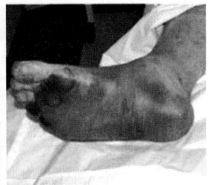

鼠疫造成的皮肤感染
图片来源：https://en.wikipedia.org/wiki/Plague_（disease）

麻疹

麻疹（Measles）是一种由麻疹病毒引起的传染性极强的传染病。症状通常在接触感染者后10～12天出现，持续约7～10天。初期症状包括高烧，通常高于40℃，咳嗽、流鼻涕和眼睛发炎。初期症状出现后两三天，口腔内可能会形成白色斑点。症状出现三到五天时，红色扁平皮疹便从脸部开始扩散到身体其他部位。常见的并发症有腹泻（8%的病例）、中耳炎（7%的病例）和肺炎（6%的病例）。少数情况下可能兼有癫痫、失明或大脑发炎。麻疹的其他名称包括Morbilli，Rubeola，红麻疹和英国麻疹。但风疹，有时被称为德国麻疹，玫瑰疹则是由不同的病毒引起的疾病。

麻疹是一种主要通过空气传播的疾病。也可以通过接触患者唾液或鼻腔分泌物传播。90%未经免疫的人且与感染者分享生活空间的人或将被感染。麻疹患者发病前两天至出疹后五天具有极大的传染性，绝大多数人不会反复感染麻疹。

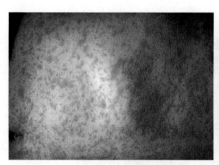 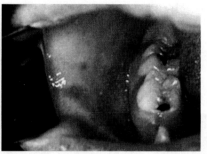

左图：麻疹发病三天的皮肤；右图：麻疹发病三天前出现的白色小斑点
（图片来源：https://en.wikipedia.org/wiki/Measles）

麻疹疫苗接种后的效果颇佳，并常与其他疫苗联合使用，目前全球约有85%的儿童接种了麻疹疫苗。一旦一个人被感染，现在尚无特定的治疗方法，但支持性护理可能会改善预后。口服补充液（略带甜味和含盐的液体）以防在患病期间脱水，使用某些健康食品和治疗发烧的药物控制患者体温。如果发生细菌性肺炎等继发性细菌感染，可以使用抗生素治疗。

通过阅读我们了解到，哪怕是感染了某种鼠疫，没有进行治疗的人也有约30%不会死亡。从历史的记载来看，在没有发明抗生素，没有抗病毒药物的年代，没有任何一个地区所发生的瘟疫能够造成该地区所有人员全部死亡的先例。任何一次大瘟疫之后，在瘟疫发生地都有幸存者，区别只是数量多少而已。那这些幸存者是怎么幸存下来的呢？难道细菌或病毒在这里没有作用了？难道细菌和病毒对接触自己的人有选择性？当然，我这里绝对无意否认细菌和病毒对人类健康的危害及其危险性，同时也赞同对疾病的免疫防范措施，疫苗对传染性疾病的作用是不可否认的。通过以上对一些恶性传染病的介绍我们是否会感到信息有点太多了，同时透过这纷乱的表象，我们能够看到些什么呢？

从以上所介绍的五种瘟疫的症状来看，除了鼠疫病毒是通过某种途径进入到血液之中而发病，其余四种疾病所表现出来的症状都包括：腹泻、恶心、呕吐、便秘和腹痛等消化系统的症状。在这里我们是否可以假设：患者在被传染上这些疾病之前，就已经为这些细菌与病毒的繁衍与扩散架设了舒适的温床，使受体具备了让这些细菌与病毒繁衍与扩散的环境，成为病毒得以传播与发展的宿主。也就是说，在人体具备了某种条件的情况下，病毒和细菌才能够在合适的条件中繁殖，才能够把这一条件合适的温床作为自己扩散的基础，由此而使疾病得以扩散和传播。那么，什么是不适合病毒与病菌繁殖的条件呢？在什么样的情况下才能在瘟疫袭来时成为那些"幸存"者呢？如果用现代医学界的话来说，那就要看各人的"免疫功能"如何了。

免疫力与疾病

这一小节对这样一个题目说来，题目显得太大而文字却显得太弱小无力了。不管怎样，我们在讨论之前仍然可以先来了解一下什么是免疫力。

所谓免疫系统乃是生物体内的防御系统，免疫系统包括身体内部的许多结构及其运作过程，用以预防疾病。为保证正常运作，免疫系统必须能够识别从病毒到寄生虫的各种病原体，并将它们与生物体自身的健康组织区分开来。

免疫系统的功能产生紊乱便可导致免疫系统的功能下降，并可产生自身免疫性疾病，如炎症性疾病和癌症等。当免疫系统的功能低下时，感染或炎症就会反复发作，严重的甚至会危及生命。人类的免疫缺陷有可能是遗传造成，如严重的联合免疫缺陷；也有可能是后天的感染，如艾滋病；再有就是抑制免疫功能药物的使用。免疫系统的另一个极端反应则是自身免疫功能过度亢奋，转而攻击自身的正常组织，将自身的正常组织当作外来入侵者。常见的自身免疫疾病包括桥本氏甲状腺炎、类风湿性关节炎、1型糖尿病和系统性红斑狼疮等。现代免疫学几乎涵盖了人体免疫系统各个方面的研究。

免疫系统的一般功能是预防、减少或限制感染。一个比较典型的例子是：免疫受损的人群，这些人包括那些患有遗传免疫疾病，因免疫功能衰弱而感染艾滋病的人，还有孕妇等，许多在健康人身上不会引起感染的微生物，对这些人也很容易造成感染。

免疫系统可以通过危险分子识别模式（DAMP）对多种"危险"信号进行区分，看其是属于正常细胞、健康细胞或不健康细胞。细胞可能因为受到感染而呈现非健康状态，也可能由于晒伤或癌细胞病变等非感染性因素引起细胞损伤。具有传染性的微生物如病毒和细菌会释放出一组能够被免疫系统识别的信号，这组信号被称为与病原体分子模式（PAMPs）。

当人体的免疫系统开始识别出这些信号时，它会对所发现的问题做出反应。当需要免疫系统做出反应而免疫系统无法做出反应时，就会出现感染等问题。另一方面，当免疫系统的反应在没有真正威胁的情况下被激活或者在危险过去之后仍没有关闭，则会出现性质完全不同的问题，例如身体的过敏反应和自身免疫疾病等。

免疫系统的问题既繁且杂。细胞的类型同样繁而杂，它们在整个身体中循环或存在于某一特定组织之中。每一种细胞都功能独特，它们通过不同的方式发现问题，与其他细胞联系，并以不同的方式发挥其功能。只有在了解了免疫系统网络之间的所有细节，研究人员才能优化免疫反应，以应对从感染到癌症的特定问题。

从以上的介绍中我们似乎看到了一些希望的曙光，一旦我们沾上了某种病菌或病毒，有了一些疾病的初起症状，免疫系统就会被激活，发挥其作用。值得庆幸的是，尽管我们身体沾染上了某种疾病的病菌或病毒，如果我们身体的免疫能力足够强壮，结果可能是虽然有一些反应，最后可能大难不死，躲过一劫，或者干脆什么反应都没有，这样我们就有可能对这种疾病有了一定的免疫能力。提到免疫力，不由得想起我们为了提高身体的免疫力而注射的疫苗。疫苗的发明与应用对全世界人类来说真是一大幸事，疫苗的普及确实帮助人类减少了许多不必要的痛苦，时至今日，我们仍在坚持不懈地探索什么样的疫苗能够进一步帮助人类减少更多的痛苦。世界上最常见且使用最频繁的疫苗恐怕非流感疫苗莫属，因为每年不分男女老少，也不管你身处何方，哪怕你上一个年度刚刚打过流感疫苗，只要你沾了一点儿高危人群的边儿，你仍可能会被要求再打一次。当然，有相当一部分人不属于高危人群，不一定有必要每年都要注射疫苗。但从防病的角度看来，每年注射流感疫苗又似乎是必要的，尤其是对医务工作者来说。但事物的另一面则是商业的促销抓住了人们恐惧的一面，这样就出现了每年都有许多人忙着接受应季流感疫苗的注射。但不幸的是，不管你是否接受了流感疫苗，每年都还有许多人罹患流感，许多人因患流感而离开了这个世界，仔细想来，真让人有防不胜防之感。既然这样，在讨论这一问题之前，我们就先来了解一下什么叫流感，综合起来的介绍稍有点长。

流感（Flu），是一种由流感病毒引起的传染病，症状可轻可重。最常见的症状包括：高烧、流鼻涕、咽喉痛、肌肉疼痛、头痛、咳嗽、打喷嚏和乏力等。症状通常在接触病毒后两天左右开始，大多数症状持续不到一周。但是，咳嗽可持续超过两周。儿童可能兼有腹泻和呕吐，但这些症状在成人中并不常见。腹泻和呕吐更常发生在肠胃炎中，医学界通常认为这可能与流感无关，但却常被错误地称为"胃感冒"或"24小时流感"。流感的并发症可能包括病毒性肺炎、继发性细菌性肺炎、鼻窦炎等。曾有哮喘或心力衰竭史者则可能因此而病情加重。

流感病毒有四种类型，其中A型、B型和C型有传染性。D型至今未见传染性，但也有传染给人的可能。流感病毒通过空气中的飞沫、易感者与感染者之间的接触或与被污染的物品接触而传播。一个人在症状的潜伏期和有症状期间可能对他人具有传染性。对喉咙、痰液或鼻子分泌物的检测可被用来确认是否感染了流感。另外，还有一些快速测试法，但其结果却让人存疑，因为即使结果是阴性，人们仍有可能受到了感染。一种检测病毒RNA的聚合酶链反应的测试结果则更为准确。

流感每年在世界各地均有爆发，大约有300万至500万例病情严重，造成大约25万至50万例死亡。每年约有20％未接种疫苗的儿童和10％未接种疫苗的成人感染。在地球的北半球和南半球，流感主要在冬季爆发。而在赤道附近，则一年之中的任何时候都可能爆发。在儿童、老年人和其他有健康问题的人中容易造成死亡。流感的症状可能在感染后一到两天突然开始，最初的症状往往是寒战和身体疼痛，感染早期发烧也很常见，体温通常在38℃到39℃之间。许多人病情严重，由于全身疼痛而不得不卧床多日，疼痛尤以背部和腿部为甚。

据世界卫生组织总结："每年冬天，数以千万的人都会患上流感，大多数人会持续一周左右。老年人死亡的风险更高。我们知道世界上死于流感的人数每年超过几十万人，即使在发达国家，这一数字也不确定，因为医疗当局通常不会核实谁实际死于流感和死于与流感类似的疾病。"健康人群可能也会受到影响，任何年龄段都可能发生严重的流感问题。65岁以上的人、孕妇及年幼儿童以及患有任何慢性疾病的人则更容易患流感及其并发症，如肺炎、支气管炎、鼻窦炎和耳部感染等。

冬季为流感的高峰期。由于北半球和南半球的冬季时间不同，全球实际上每年有两个不同的流感季节。这就是世界卫生组织（在各国有关方面的协助下）每年为两种不同的疫苗制剂提出建议的原因，一种用于北半球，一种用于南半球。

长期以来令人费解的问题是：为什么流感的爆发有季节性，而不是一年四季均有？一种解释是，因为人们冬季常在室内活动，室内活动让他们有更频繁和密切的接触，这促进了病毒在人与人之间的传播。北半球冬季因假期而增加的旅行也可能促进流感的传播。另一个因素是低温导致空气干燥，痰液干燥后病菌脱离液体而变得较轻，因此可以长时间地在空气中传播。在较冷的温度下，病毒存活的时间也更长，而且在相对湿度较低的寒冷环境（低于5℃）中病毒在空气中传播的可能性最高。冬季较低的空气湿度似乎是温带地区季节性流感传播的主要原因。

读了上面对免疫力的介绍，再结合之后对流感的介绍，我们能够发现什么呢？有人可能很快就会发现，流感的表现症状之一，腹泻和呕吐，也是消化系统问题，尽管介绍中提到这些症状仅在儿童中常见。除此之外，我们还注意到了什么呢？在介绍流感的资料中，特别提到了全球流感的发生随着季节的变换而波动，南北半球流感的高峰期都集中于冬季。现代医学的注意力大都集中在病毒在不同温度下的活跃程度上，在这里，我们不怀疑现代医学对这一现象所做的假设与解释的客观性。但是，假如我们将这一现象与我们在前面所讨论的内容综合起来考虑的话，是不是可能通过另外的思路，产生另外一种解释，从而会对流感的发生和理解有所帮助呢？

在前面的讨论中，我们曾对冰冷食物与人的消化系统之间的关系进行了一些探讨。我们曾提及冰冷食物（或液体）在进入人体之后（主要是人的消化系统），由于温度的差别，冰冷食物对人消化系统的作用是降低了消化系统本身（胃和肠道）的温度。这种物理降温的作用同时也引起了人消化系统血液循环减缓，同时也降低了对人体消化系统血液的供应。人的消化系统在没有足够的血液供应的情况下，其功能便会大打折扣。在功能打折扣的情况下，消化系统便不能很好地对食物施行分解、消化、吸收及排泄等功能。这样一来，由于消化系统的功能下降，人体就不能够从食物中汲取足够的营养。没有足够的营养，也就意味着人体造血会缺乏足够的原料。如果这种现象持续下去，结果会是什么样呢？很可能就是人体的各项功能因为缺少血液的供养，不能够较全面地发挥其应有的功能，从而影响了全身各项功能的运作。

如果我们把迄今为止的讨论与这一节关于流感季节性的特点结合起来看的话，是否可能得到这样一种解释：流感病毒有可能长期存在于我们生活的环境之中。在病毒与宿主接触之时，如果宿主所提供的环境与条件不适合病毒的传播与发展，病毒就很可能会自生自灭，只有在宿主所提供的环境与条件适合病毒的传播与发展时，病毒才有可能继续传播扩散下去。在冬季，由于气温的下降，人体便会受其影响而产生某种收缩，这种收缩引起了血液循环功能的降低，从而降低了对人消化系统的供血。这种状况进一步影响了人体各功能系统的正常运作，人对营养的吸收功能亦因此而受影响，形成造血功能下降。长此以往，人的造血与循环功能的下降有可能会降低人体的血液量，血液量的降低便自然地会影响到人的免疫力，而人体免疫力的降低便会给病毒提供一个较为舒适的环境，病毒才有可能发展、蔓延并把流感的季节性高峰鼓动起来。这一串相互影响的链条很可能给为什么冬季流感患病率上升提供了另一种较为合理的解释。

  前面我们讨论了人的血液量，血液的pH值（血热），心脏及血液的流通（加上血瘀），生命力（气），谈到了人体的功能系统，在此基础上，进一步对若干种疾病（症状，病因等）展开了初步的讨论。在讨论中我们注意到，几乎所有讨论的结局都有一个共同点——人的消化系统是直接或间接导致各种疾病的主要原因之一。许多疾病的主要症状或许不在消化系统中表现，但讨论中我们也注意到，消化系统一直是逻辑推理躲不开，绕不过的关键。如果真是这样的话，那我们就有必要再来看一看现代医学是怎样分析人类的消化系统的，看看消化系统的功能是通过哪些指标进行分析的。

后天之本在病理学中的地位

胃及胃酸

大多数老百姓认为,胃不疼,能吃能喝,不吐不泄,肠胃就没事儿。真的就没事儿吗?因为在下面的介绍中我们会接触到胃酸及酸碱度(pH值)的问题,所以在进行介绍和讨论之前,我们先来通过一张图简单地了解一下pH值的情况。

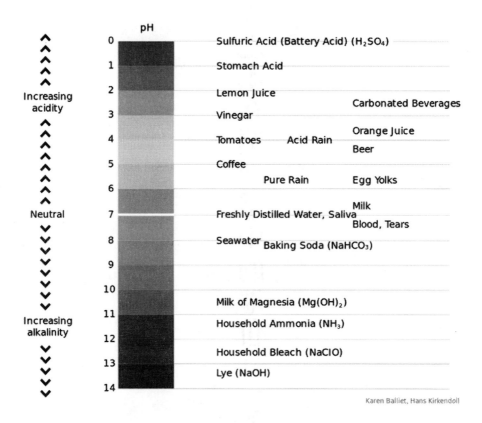

彩色刻度标尺左侧(自上而下):酸性增加,中性,碱性增加。

彩色刻度标尺右侧(自上而下):硫酸,胃酸,柠檬汁,碳酸饮料,醋,橙汁,番茄,酸雨,啤酒,咖啡,雨水,蛋黄,牛奶,新鲜蒸馏水,唾液,血液,泪水,海水,小苏打,镁乳,家用氨,家用漂白剂,碱液。

(图片来源:https://www.scienceabc.com/humans/is-your-stomach-acid-gastric-acid-diluted-when-you-drink-water.html。)

从图中可以看出，新鲜的蒸馏水属于中性，刻度值越低酸性越高，碱性越低；反之，刻度值越高碱性越高，酸性越低。讨论胃酸的时候，我们需要记住：酸性越高则pH值越低，而酸性越低则pH值越高。

食物在进入人体之后，消化吸收的功能主要是由人的胃和大小肠来完成的。在许多生理解剖、医学及病理教科书中我们都能找到类似的内容。之所以选择下面这一小部分是因为它比较简单明了，通俗易懂，下面我们先来看一下这一整套工序中的胃是怎样操作的。

In the human digestive system, a bolus (a small rounded mass of chewed up food) enters the stomach through the oesophagus via the lower oesophageal sphincter. The stomach releases proteases (protein-digesting enzymes such as pepsin) and hydrochloric acid, which kills or inhibits bacteria and provides the acidic pH of 2 for the proteases to work. Food is churned by the stomach through muscular contractions of the wall called peristalsis – reducing the volume of the bolus, before looping around the fundus[18] and the body of stomach as the boluses are converted into chyme (partially digested food). Chyme slowly passes through the pyloric sphincter and into the duodenum of the small intestine, where the extraction of nutrients begins. Depending on the quantity and contents of the meal, the stomach will digest the food into chyme within anywhere between forty minutes and a few hours.

Gastric juice in the stomach also contains pepsinogen.Hydrochloric acid activates this inactive form of enzyme into the active form, pepsin. Pepsin breaks down proteins into polypeptides.

Although the absorption in the human digestive system is mainly a function of the small intestine, some absorption of certain small molecules nevertheless does occur in the stomach through its lining. This includes:

· Water, if the body is dehydrated

· Medication, such as aspirin

· Amino acids

· 10%～20% of ingested ethanol (e.g. from alcoholic beverages)

· Caffeine

· To a small extent water-soluble vitamins (most are absorbed in the small intestine)

The parietal cells of the human stomach are responsible for producing intrinsic factor, which is necessary for the absorption of vitamin B_{12}. B_{12} is used in cellular metabolism and is necessary for the production of red blood cells, and the functioning of the nervous system.

（引自：https://en.wikipedia.org/wiki/Stomach）

简译

  在人体消化系统中，经过咀嚼的食物通过食道送入胃部。胃释放蛋白酶（一种消化蛋白质的酶，称作胃蛋白酶）和盐酸。盐酸的作用可以杀死和抑制细菌，并保持pH值为2，在这种酸度中使胃蛋白酶起作用。胃壁肌肉张弛蠕动将食物分解搅匀，将先前的食团转变成食糜（部分已经消化的食物），并把食糜推向胃的下部。食糜缓慢地通过幽门括约肌进入小肠十二指肠，开始吸收养分。根据食物的数量和质量，胃会在40分钟到几小时之内将食物消化。

  胃中的胃液也含有胃蛋白酶原。盐酸将这种非活性形式的酶激活转化成活性形式的胃蛋白酶。胃蛋白酶可以把蛋白质分解成多肽。

  尽管人体消化系统中的吸收功能主要是小肠的功能，但某些小分子的吸收却是通过胃的内壁进行的。这包括：

- 水的吸收，如果身体脱水的话
- 药物的吸收，如阿司匹林
- 氨基酸
- 10%~20%的乙醇摄入（例如来自酒精饮料）
- 咖啡因
- 某些水溶性维生素（其大部分被小肠吸收）

  人胃的内壁细胞负责产生内因子，这是人体吸收维生素B_{12}所必需的前提。B_{12}用于细胞代谢，为生成红细胞和维持神经系统功能所必需。

  看了以上的简介之后，我们或许对人的消化系统已经有了一个初步的简单印象：在人的消化系统中最主要的两个因素就是胃蛋白酶和盐酸。这两个因素中哪一个更重要一些呢？在一些商店中，经常会看到有卖胃蛋白酶补充剂的，打的招牌就是有助于你的消化功能。那么盐酸呢？盐酸好像更重要一些，这样一来，胃液之中胃酸的酸度又成了我们需要关注的重点之一。下面我们简单介绍一下胃液。

  胃酸是在胃中形成的消化液，主要由盐酸（HCl）、氯化钾（KCl）和氯化钠（NaCl）组成。胃酸在蛋白质的分解消化中起着关键的作用，通过激活消化酶，促使摄入的蛋白质分解，这样消化酶才能进一步分解氨基酸的长链。胃内壁中的细胞产生胃酸，并根据情况调节胃酸的产量。胃内壁中的其他细胞也产生碳酸氢盐。碳酸氢盐是一种碱性物质，在这里用以缓冲液体的酸碱度，确保它不会变得过酸。胃壁细胞还分泌黏液，在胃壁上形成一种黏性屏障层以防止胃酸过酸而损害胃。胰腺负责产生大量的碳酸氢盐，并通过胰管将分泌的碳酸氢盐送至十二指肠，以完全中和酸度极高的胃酸，并防止其进一步向下进入消化道。

胃酸的主要成分是盐酸，是由胃腺体中的壁细胞（也称泌酸细胞）产生。其分泌的过程复杂且耗能。壁细胞是一个星罗棋布的分泌网络（称为小管），盐酸从该网络分泌到胃腔室。胃酸的正常pH值为0.5～2.0，而有些资料记载正常的pH值应为1.5～3.5。壁细胞在消化的过程中将碳酸氢盐释放到血液中，结果便导致血液中的pH值暂时升高，这一现象被称为碱性潮。

胃腔室的高酸性环境使得食物中的蛋白质失去其特有的折叠结构（或变性），这一过程分离了蛋白质的肽键。胃分泌出用于蛋白质分解的酶，盐酸将胃蛋白酶原激活成胰蛋白酶，使消化系统能够分离出氨基酸，这一过程被称为蛋白质水解。此外，许多微生物的生长在这种酸性环境中受到抑制，从而预防了感染。

写到这里，我们基本上了解到消化系统的功能是通过盐酸、氯化钾、氯化钠和胃蛋白酶的共同作用来完成的。当然，在谈到"主要因素"时，我们绝不能忽略一个最主要的因素，那就是我们在前面讨论过的"人的生命力"。离开了生命力，肠胃蠕动便失去了能量的来源。或许我们可以用这样一个比喻：将上述所有的条件人工合成，除去生命力，再将食物与某些酶混合，置于这一条件之中，再加上温度，我们能够得到什么呢？我个人之见：恐怕除了一摊发酵的混合物之外，我们并不能得到营养的吸收，不能以此制造出血液，不能将血液送往身体各部，也不能维持生命的延续。这里我们从消化系统的角度再一次可以推理出生命力的重要。

在胃的消化功能中，盐酸起着非常重要的作用。因此在检验胃的功能是否正常时，胃液的pH值应该是一项不可或缺的指标。但值得一提的是，胃液的pH值在一般的检查之中并不经常用到。在查阅资料的时候，还发现了现代医学对胃酸测定指标标准不一致的现象。

在《门诊化验报告解读》中将胃液的pH值定为0.9～1.8。书中还提到，"胃液pH值<1.6时，称为高酸症，见于十二指肠溃疡者；当pH值>3.5时称为低酸症；当pH值>7.0时称为无酸症，多见于萎缩性胃炎、胃癌、十二指肠返流及恶性循环性贫血者"。

在几本工具书中是这样记载的：

Gastric juice. digestive secretions of the gastric glands in the Stomach, consisting chiefly of pepsin, hydrochloric acid, rennin, and mucin. The pH is strongly acid (0.9-1.5). Achlohydria (a deficiency of hydrochloric acid in gastric juice) is present in pernicious anemia and stomach cancer. Excessive secretion of gastric juice may lead to mucosal irritation and peptic ulcer.

——MOSBY's MEDICALDICTIONARY, Tenth Edition.2017 by Elsevier Inc. USA

简译

胃液是胃腺在进行消化时的分泌物，主要成分为胃蛋白酶、盐酸、肾素和黏蛋白。胃液是一种强酸（pH值为0.9～1.5）。胃酸缺乏症（胃液中的盐酸缺乏）常见于恶性贫血和胃癌患者中。胃液分泌过多则可能导致黏膜刺激和消化道溃疡。

再看《The Bantam Medical Dictionary》医学词典，并没有明确标出胃液的pH值的范围，但却标明了胃液的基本功能。

Gastric juice, the liquid secreted by the gastric glands of the stomach. Its main digestive constituents are hydrochloric acid, mucin, rennin, and pepsinogen. The acid acts on pepsinogen to produce pepsin, which functions best in an acid medium. The acidity of the stomach contents also kills unwanted bacteria and other organisms that have been ingested with the food. Gastric juice also contains intrinsic factor, which is necessary for the absorption of vitamin B_{12}.

简译

胃液是胃中胃腺分泌的液体。其主要作用于消化的成分是盐酸、黏蛋白、凝乳酶和胃蛋白酶原。胃酸作用于胃蛋白酶原以产生胃蛋白酶，而胃蛋白酶在酸性介质中才能发挥最佳作用。胃内容物的酸度也会杀死有害的细菌和其他与食物一起摄入的有害生物。胃液还含有内在因子，这是吸收维生素B_{12}所必需。

从上面引用的资料来看，胃腔中pH值的浮动范围还真是很大的。那么我们应该遵循一个什么标准呢？在这样大的浮动范围内，医务工作人员会不会因为范围太大而误诊呢？

一个对进化的研究

一个偶然的机会，在美国国立卫生研究院（NIH）的发行刊物中看到了一篇对不同动物胃酸的比较研究。这篇文章的本意是探索胃酸在动物进化中的作用问题，通过动物对食物的选择以及与其相应的胃酸的pH值的对照，推测出鸟类、哺乳类动物在进化过程中所需要的条件。虽然文章主要是研究动物进化的，但文中提供的许多信息却为我们讨论胃的功能提供了颇有价值的实证。研究对68种鸟类和动物进行了分析，其中鸟类25种，哺乳动物43种（包括人类）。它们的食物从昆虫、植物到各种肉食，五花八门，可谓是应有尽有。在经过了一系列的举证和讨论之后，文章在快结束时有以下几段小结与人类有关，现逐一摘引，供参考。

Human evolution and stomach pH

It is interesting to note that humans, uniquely among the primates so far considered, appear to have stomach pH values more akin to those of carrion feeders than to those of most carnivores and omnivores. In the absence of good data on the pH of other hominoids, it is difficult to predict when such an acidic environment evolved. Baboons (*Papio* spp) have been argued to exhibit the most humanlike of feeding and foraging strategies in terms of eclectic omnivory, but their stomachswhile considered generally acidic (pH = 3.7), do not exhibit the extremely low pH seen in modern humans (pH = 1.5). One explanation for such acidity may be that carrion feeding was more important in humans (and more generally hominin) evolution than currently considered to be the case (although see). Alternatively, in light of the number of fecal-oral pathogens that infect and kill humans, selection may have favored high stomach acidity, independent of diet, because of its role in pathogen prevention.

简译

人类进化和胃的pH值

值得注意的是，人类在我们所知的灵长类动物中独一无二，人胃的pH值似乎与食腐肉者更相似，而不是与大多数食肉动物和杂食动物胃的pH值相近。在缺乏其他类人猿胃的pH可靠数据的情况下，很难评估从什么时候这种酸性环境开始的进化。狒狒（Papio spp）被认为在觅食的方式与进食上是与人类最为相似的杂食动物，但它们的胃虽然通常被认为是酸性的（pH = 3.7），但也没有像现代人那种极低的pH值（pH = 1.5）。对这种酸度的一种可能的解释是进食腐肉在人类（推而广之到灵长类）的进化中比目前所认同的更为重要。另一种解释是，由于许多不洁的病原体会通过食物感染并造成人的死亡，而对于高胃酸的情有独钟则是出于生存的需要，这样就可以不依赖于饮食，高胃酸本身就对各种病原体有预防的作用。

The special risk to juvenile and elderly humans

If, in carnivores and carrion-feeders, the stomach's role is to act as an ecological filter then we would also expect to see higher microbial diversity and pathogen loads in cases where stomach pH is higher. We see evidence of this in age-related changes in the stomach. Baseline stomach lumen pH in humans is approximately 1.5. However, premature infants have less acidic stomachs (pH > 4) and are susceptibility to enteric infections. Similarly, the elderly show relatively low stomach acidity (pH 6.6 in 80% of study participants) and are prone to bacterial infections in the stomach and gut. It is important to note that these differences may be related to differences in the strength of the immune system however we argue here that the stomach needs more consideration when studying these patterns.

简译

少年和老年人的特殊风险

在食肉动物和食腐肉者中，如果胃仅是因为生态而有其相应的作用的话，那么在胃pH值较高的情况下，我们也应该看到与其对应的微生物的多样性和病原体的高负荷。这一点在胃与年龄相关的变化中得以体现。人体胃腔中的pH值约为1.5。然而，早产儿的胃酸性比较弱（pH> 4）并且易患肠道感染。同样，老年人的胃酸度也相对较低，

（80%的研究对象pH值为6.6）且在胃和肠道中容易发生细菌感染。当然这些差异可能与免疫系统的强弱有关，但我们认为更值得注意的是，在研究这些模式时更应该重视胃。

The human stomach and the loss of mutualistic microbes

In general, stomach acidity will tend to filter microbes without adaptations to an acidic environment. Such adaptations include resistant cell walls, spore-forming capabilities or other traits that confer tolerance to high acidities and rapid changes in pH conditions. We've considered the role of the stomach as a pathogen barrier within the context of human evolution. Another potential consequence of high stomach acidity, when considered in light of other primates and mammals, is the difficulty of recolonization by beneficial microbes. A large body of literature now suggests that a variety of human medical problems relate to the loss of mutualistic gut microbes, whether because those mutualists failed to colonize during hyper-clean C-section births or were lost through use of antibiotics, or other circumstances. The pH of the human stomach may make humans uniquely prone to such problems. In turn, we might expect that, among domesticated animals, that similar problems should be most common in those animals that, like us, have very acidic stomachs.

简译

人的胃和共生微生物的丧失

一般说来，胃酸会把惧酸的微生物通过酸性环境过滤掉。这种对酸的适应能力包括抗性细胞壁，孢子形成能力或增强对强酸的耐受能力以及对pH环境快速变化的适应能力等等。我们已经知道胃在人类进化过程中作为病原体屏障的作用。当把其他灵长类动物和哺乳动物综合起来考虑的时候，我们发现高胃酸值的另一个潜在后果是有益的微生物菌群难以在体内重新定殖。大量的文献表明，许多种人类的疾病都与共生肠道微生物菌群的丧失有关。这种共生互益关系的丧失或者是因为超无菌的剖宫产手术，或是因为抗生素的使用，等等。人胃的pH值升高可能使人类特别容易出现这些问题。反过来，我们可以预期，在驯养的动物中，它们本来也应该和我们一样，胃的酸性应该极高，不然的话类似的问题也应该常见。

Conclusion

We demonstrate that stomach acidity increases with the risk of food-borne pathogen exposure and propose that the stomach plays a significant role as an ecological filter and thus a strong selection factor in gut microbial community structure and primate evolution in particular. In light of modern lifestyle changes in diet, hygiene and medical interventions that alter stomach pH, we suggest that stomach acidity in humans is a double-edged sword. On one hand, the high acidity of the human stomach prevents pathogen exposure but it also decreases the likelihood of recolonization by beneficial microbes if and when they go missing. However, in those cases where acidity is reduced, the gut is more likely to be colonized by pathogens. Though it is widely discussed in both the medical and ecological literature, data on pH are actually very scarce. Thus, to fully understand the patterns highlighted here more detailed studies on the gut microbiota across stomach acidities and diet are required.

简译

结论

我们论证了随着食物中病原体存在风险的增加，胃酸的酸性也随之增长，并且提出胃作为生态过滤器起着极为重要的作用，因此肠道微生物菌群结构在物种进化的过程中是一个非常重要的因子，尤其是在灵长类动物进化的过程中。鉴于现代生活中饮食、卫生和医疗的变化改变了胃的pH值，我们认为人类的胃酸是一把双刃剑。一方面，人类胃里的强酸可以杀灭食物中所包含的病原体，但是如果有益的微生物菌群消失，胃里的强酸也会降低有益微生物重新定殖的可能性。然而，在酸度降低的情况下，病原体在肠道繁殖的可能性就会升高。尽管在医学和生态学文献中都广泛讨论这一问题，但实际上胃酸pH值的数据却非常稀缺。因此，为了更充分地理解这里强调的模式，我们需要对胃酸和饮食中的肠道微生物菌群进行更详细及深入的研究。

阅读至此，读者是否会产生一种"费解"之感？胃酸浓度高不行，低了也不行，那我们应该怎么办呢？在以上的引述中我们同时也可以注意到，对于胃酸浓度高低是否有益的问题至今未有定论。在阅读以上引文时，一个不引人注意的亮点悄悄地钻进了我的视角：①早产儿的消毒是否会对婴儿的胃酸产生影响呢？②抗生素的大量使用是否也会降低胃酸的强度呢？研究只是提出了这些问题，并没有提供可能的答案。在这里我倒是想斗胆提出几个猜想，如果能够起到抛砖引玉的作用，那真是荣幸之至。

在前面的讨论中我们用了比较多的篇幅探讨了冰冷之物对人体的影响，特别是对人消化系统的影响。现在我们又研究发现早产儿的胃酸浓度较弱这一现象，是婴儿的消化系统还没有发育完全还是"超"卫生的灭菌消毒过程导致了婴儿消化系统的不足呢？对这个问题现在还没有一个比较令人满意的答案。早产儿的消化系统还没有完全发育成熟而导致功能偏弱的可能性的确存在。在民间常有婴儿不足月出生后身体比较弱的说法，或许这也就是人们通过长期观察得出的所谓"经验之谈"吧。但这是有一定道理的，这一道理我们曾在前面说到统计概率时讨论过。

研究也发现，"超"洁净的早产儿出生环境是否会对婴儿的消化系统有影响呢？会不会影响婴儿的肠道菌群呢？我们注意到，为了达到一个洁净的标准，灭菌消毒的过程中常常会使用消毒剂。而在人体内则会使用抗生素来达到这一目的。这样一来，肠道的菌群遭到了破坏，功能自然会被削弱。那么，这是否会造成胃酸浓度的降低呢？在肠胃功能被削弱的情况中，人的生长发育必然会受到影响。因此，我们还需要更多的观察，追踪调查、系统的研究来回答这一问题。

关于抗生素，许多中医界人士认为其"性"属寒。现代医学发现经常使用各种化学药物（包括抗生素）的人容易肥胖。这种肥胖的产生是与我们肠胃的功能紧密相连的。前面的讨论还把肥胖与消化系统的功能联系起来。从我们讨论中的种种迹象看来，现代中医认为抗生素属寒性并非不无道理。由此也可以看出我们对肠胃的功能、胃酸的浓度、肠道的菌群等问题需要做许多长期的、细致的、深入的研究，以期能够更进一步地弄清人的消化系统与人体健康之间的关系，在研究病理、诊断、药物配方、治疗手段等方面能够更好地做到有的放矢和全面考虑。

回到我们刚才讨论的胃酸的问题上来。胃酸在我们消化系统中的角色是如此重要，对此人们通过现代的通信渠道都能够了解些什么呢？我们再来看下面两张图。

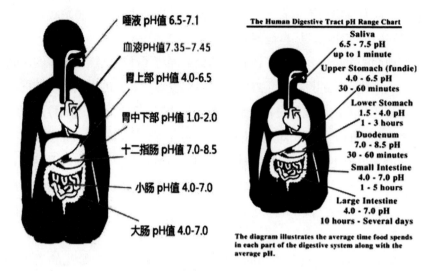

图片来源于网络

  这两张图显示的都是人体各部位液体的pH值的平均数。左图是若干年前在网上寻得准备存着自己做参考使用。途中的标识也都是中文。右图的标题是《人体消化道pH值范围图》。右图的标识为英文，但与左图标识顺序基本相同，所不同的是右图没有列出血液的pH值这一栏，这倒是与该图的标题一致。在右图每一行pH值的下面所列出的是时间，表示食物在该脏器中所停留的时间范围（minutes：分钟；hours：小时；several days：若干天）。

  如果我们逐项对比，会发现左图"胃中下部pH值"为"1.0~2.0"。在右图的同类一栏中（Lower Stomach）pH值却为1.5~4.0。为什么会有这种区别呢？难道一个是因为胃腔中有食物而另一个没有吗？或者是因为提取胃酸的时间不同所造成的？仅凭这两张图我们无法回答这些问题。下面我们再来看另一张从网上查来的图，这张图罗列了人身体各部分的pH值。

  图中所列胃腔中分泌物的pH值（Gastric Secretion）为1.0~3.5。看到这里，我们是否越来越不能确定胃腔中的pH值到底应该是多少了？从我们以上查找的资料来看，人胃腔中的分泌物pH值范围是从0.8~5.0，在这样大的范围内，怎么能够知道食物是否会被适当地消化、有效地吸收了呢？

  以上的讨论也让我们看到，消化系统的功能健全与否绝不是我们许多人所想象的能吃、能排泄、不疼、不难受就没有什么问题。消化系统的实际功能要比我们想象的复杂得多。加上现在的生物学和医学界对人体的了解尚不完全，尤其是对各脏器功能的了解仍然十分有限，至今我们仍然不能较为明确地解释许多疾病是如何产生的，尤其是许多慢性疾病产生的原因，对许多疾病的诊断尚处于对现象的描述阶段，因而在治疗上也应对乏术。

不用多说，我们就已经可以看出如果我们想要进一步弄清许多疾病的起因，发现疾病的发展过程，从而找出更有效而低副作用（或无副作用）的治疗方法，人的消化系统是医学界绕不过躲不开的一道坎儿。既然如此，我个人认为以下的几个领域极可能成为医学界需要研究，并很可能会有所突破的项目。

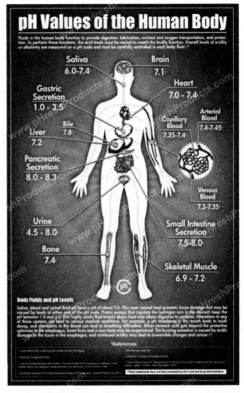

（图片来源：www.pHreshProducts.com）

1. 对人的胃腔中分泌物重新进行研究，重新定义pH值的正常区间。
2. 对不同疾病患者的胃酸进行测定，找出非正常值的界限。
3. 正常的胃腔分泌物都包含哪些主要成分，其作用是什么。
4. 除胃酸外的其他成分变化会产生怎样的结果。
5. 人类消化系统的吸收主要有哪些关键因素。
6. 人类对营养的吸收功能应该怎样测定。
7. 消化系统的菌群应该怎样维护。
8. 日常饮食及常用药物对消化系统的促进与破坏的机制的研究。
9. 消化系统的功能与各种疾病之间的关系。
10. 如何改变与维持消化系统的功能（治疗问题）。

当然，我们这里谈的是一组尚未完善的综合指标，还需要进行大量的研究去证实其正确与否。一旦将这一组指标完善之后，接下来就是如何应对和治疗的问题了。这里谈的治疗绝不是通过某种手段达到或恢复某几项指标的问题。利用某种刺激达到或恢复某几个指标似乎并不是太难的事，难的是把功能恢复，从而使人体能够在整体上达到一种宏观的平衡，其结果也必然是人体的健康。

衰老的问题

前面我们从不同的角度，引用了许多直接的和间接的资料。这些资料有宏观的统计，也有微观的研究结果，有纵向的历史观察，也有横断面的剖析，通过讨论消化系统的功能，并反复强调了消化系统在人类健康医疗领域中的重要性。在对消化系统有了初步认识之后，我们可以利用现在的认识来讨论一些常见的健康问题。在开始讨论之前，我们先来看一看人们是怎样认识衰老问题的。

Ageing or aging (see spelling differences) is the process of becoming older. The term refers especially to human beings, many animals, and fungi, whereas for example bacteria, perennial plants and some simple animals are potentially immortal. In the broader sense, ageing can refer to single cells within an organism which have ceased dividing (cellular senescence) or to the population of a species (population ageing) .

In humans, ageing represents the accumulation of changes in a human being over time, encompassing physical, psychological, and social changes. Reaction time, for example, may slow with age, while knowledge of world events and wisdom may expand. Ageing is among the greatest known risk factors for most human diseases of the roughly 150,000 people who die each day across the globe, about two thirds die from age-related causes.

The causes of ageing are uncertain; current theories are assigned to the damage concept, whereby the accumulation of damage (such as DNA oxidation) may cause biological systems to fail, or to the programmed ageing concept, whereby internal processes (such as DNA methylation) may cause ageing. Programmed ageing should not be confused with programmed cell death (apoptosis) .

The discovery, in 1934, that calorie restriction can extend lifespan by 50% in rats has motivated research into delaying and preventing ageing.

（引自：https://en.wikipedia.org/wiki/Ageing）

简译

老化是一个变老的过程。这一术语特指人类、多种动物和真菌。但有些细菌、多年生植物和一些简单动物有可能不会死亡。在更广泛的意义上，衰老可以指生物体内的细胞已经停止分裂（细胞衰老）或物种种群停止繁衍（种群老化）。

人类的衰老是一种随着时间的推移而产生的包括身体、心理和社会变革在内的积累。例如，人的反应可能随着年龄的增长而逐渐减缓，但对世事的谙熟和智慧的积累则可能会扩大。衰老可能是大多数人类疾病中最著名的风险因素之一：全球每天约有150,000人死亡，大约三分之二死于与衰老相关的因素。

衰老的原因至今尚不明确。目前的理论解释有损害说，认为损害的累积是由小到大（例如DNA氧化）并最终导致生物系统衰败；另一种说法则为程序化衰老，是由身体内部的过程（例如DNA甲基化）导致的老化。在这里，程序性衰老不应与程序性细胞死亡（细胞凋亡）相混淆。

1934年，科学家发现限制热量的摄入可以延长大鼠寿命的50%，这一发现激发了对延迟和预防衰老的研究。

随着人类寿命的延长，许多人也越来越关心：我们衰老了会出现什么状况？人为什么会衰老？衰老是不可避免的吗？那么，人在衰老的过程中会出现什么症状呢？我们来看一看以下的描写。

A number of characteristic ageing symptoms are experienced by a majority or by a significant proportion of humans during their lifetimes.

· Teenagers lose the young child's ability to hear high-frequency sounds above 20 kHz.

· In the mid-20s, cognitive decline begins.

· Wrinkles develop mainly due to photoageing, particularly affecting sun-exposed areas (face).

· After peaking in the mid-20s, female fertility declines.

· People over 35 years of age are at risk for developing presbyopia. and most people benefit from reading glasses by age 45～50.The cause is lens hardening by decreasing levels of α-crystallin, a process which may be sped up by higher temperatures.

- Around age 50, hair turns grey. Pattern hair loss by the age of 50 affects about 30%-50% of males and a quarter of females.
- Menopause typically occurs between 49 and 52 years of age.
- In the 60~64 age cohort, the incidence of osteoarthritis rises to 53%. Only 20% however report disabling osteoarthritis at this age.
- Almost half of people older than 75 have hearing loss (presbycusis) inhibiting spoken communication. Many vertebrates such as fish, birds and amphibians do not suffer presbycusis in old age as they are able to regenerate their cochlear sensory cells, whereas mammals including humans have genetically lost this ability.
- By age 80, more than half of all Americans either have a cataract or have had cataract surgery.
- Frailty, defined as loss of muscle mass and mobility, affects 25% of those over 85.
- Atherosclerosis is classified as an ageing disease. It leads to cardiovascular disease (for example stroke and heart attack) which globally is the most common cause of death.
- The maximum human lifespan is suggested to be 115 years "for the foreseeable future". The oldest reliably recorded human was Jeanne Calment who attained 122 years and died in 1997.

Dementia becomes more common with age. About 3% of people between the ages of 65 and 74, 19% between 75 and 84, and nearly half of those over 85 years of age have dementia. The spectrum ranges from mild cognitive impairment to the neurodegenerative diseases of Alzheimer's disease, cerebrovascular disease, Parkinson's disease and Lou Gehrig's disease. Furthermore, many types of memory decline with ageing, but not semantic memory or general knowledge such as vocabulary definitions, which typically increases or remains steady until late adulthood (see Ageing brain) .Intelligence declines with age though the rate varies depending on the type and may in fact remain steady throughout most of the lifespan, dropping suddenly only as people near the end of their lives. Individual variations in rate of cognitive decline may therefore be explained in terms of people having different lengths of life. There are changes to the brain: after 20 years of age there is a 10% reduction each decade in the total length of the brain's myelinated axons.

Age can result in visual impairment, whereby non-verbal communication is reduced, which can lead to isolation and possible depression.Macular degeneration causes vision loss and increases with age, affecting nearly 12% of those above the age of 80. This degeneration is caused by systemic changes in the circulation of waste products and by growth of abnormal vessels around the retina.

Ageing is among the greatest known risk factors for most human diseases. Of the roughly 150,000 people who die each day across the globe, about two thirds—100,000 per day—die from age-related causes. In industrialised nations, the proportion is higher, reaching 90%.

简译

  大多数人，或者说有相当一部分人在他们的一生中都会经历这些比较典型的衰老症状。

- 人在青少年时期便失去了幼儿时期所能听到20 kHz以上高频声音的能力。
- 人从20多岁中期开始，认知能力就开始下降。
- 由于光的作用皮肤开始老化，出现皱纹，尤其是暴露在阳光下的部分。
- 女性生育能力在20多岁时达到顶峰，然后开始下降。
- 35岁以上的人视力开始向老视发展。大多数人在45～50岁之间需戴眼镜阅读。其原因是α-晶状体蛋白的减少而出现的晶状体硬化，高温可能促进了硬化的过程。
- 50岁左右人的头发变灰。30%～50%的男性和25%的女性50岁以后会谢顶脱发。
- 更年期通常发生在49～52岁之间。
- 在60～64岁年龄组中，骨关节炎的发病率上升至53%。但只有20%会因其致残。
- 75岁以上的人几乎有一半都听力丧失（老年性耳聋），这妨碍了人们日常的交流。许多脊椎动物如鱼类，鸟类和两栖动物在进入老年后不会患老年性耳聋，因为它们的耳蜗感觉细胞能够再生。而包括人类在内的哺乳动物却在遗传上丧失了这种能力。
- 到80岁时，半数以上的美国人患有白内障或进行过白内障手术。
- 由于肌肉萎缩而引起活动受限，进而形成的脆弱影响了25%的超过85岁的人。
- 动脉粥样硬化属于衰老性疾病。它会导致心血管疾病（如中风和突发性心脏病），而心血管疾病是全球最常见的死亡原因。
- "在可预见的未来" 人的最长寿命估计为115年。据有可靠记录最长寿的人是Jeanne Calment，活了122岁并于1997年去世。

随着年龄的增长，痴呆症逐渐变得更加常见。在65岁至74岁的人群中有3%，75岁至84岁之间的人之中有19%，85岁以上人口中有将近一半都患有痴呆症。退变的范围从轻度认知障碍到阿尔茨海默病、脑血管疾病、帕金森综合征和肌萎缩侧索硬化等神经退行性疾病。此外，许多类型的记忆力也随着衰老而下降，但不是关于语义或词汇定义的记忆，这些记忆通常会增加或保持稳定直到老年后期。智力随着年龄的增长而下降，尽管下降的速度根据类型而有所不同，但可能在整个生命周期中都保持稳定，只有在接近生命的尾声时才突然下降。认知能力的下降率因个体差异而不同，这可以用人的生命长短的不同来解释。大脑产生的变化一般是：从20岁以后，大脑有髓鞘轴突的总长度每十年减少10%。

衰老也会造成视力障碍，从而使人减少非语言性的交流，结果则可能造成这些人离群索居和抑郁。黄斑变性也随着年龄的增长而增长，并最终导致失明。年龄80岁以上的人群有近12%为其所害。黄斑变性是因为循环系统功能的变化而不能将废物及时排出，和视网膜周围血管产生异常而引起的。

衰老是众多疾病中最危险因素之一。全球每天大约有150,000人死亡，其中的大约三分之二，也就是说有大约100,000人死于衰老。在工业化国家，这一比例则更高，约达90%。

"衰老"是人类谈论了多少年，又想改变了多少年，而至今仍未能改变的生命过程。只要你没有在生命的前期夭折，你就很可能会进入老年。人类对衰老的研究也进行了至少上千年，但衰老仍然一如既往地适时进入我们的生活。近年来，人类对衰老的研究有了些进展，例如对"端粒"的研究。有些研究也指出，如果我们让端粒加长，人类就有可能延长寿命，减少疾病，甚至在未来科学发展的前提下，实现永生。

在这里我们暂不想讨论人类是否能实现以上的目标，实现永生，但我们可以就我们现在所知道的一些条件，来讨论一下为什么人会衰老。在这里我们要事先声明一下，我们讨论的前提是人类不能够实现永生。至少从人类发展的历史来看，我们现在还根本做不到这一点。

人为什么会衰老？我们就前面引用的资料逐条做简单的讨论。

人在青少年时期便失去了幼儿时期所能听到20 kHz以上高频声音的能力。

人在发育的过程中很可能由于身体各器官逐渐发育成熟，各器官的功能也就自然进入人所需要的功能范围之内。换句话说，这可能是人类进入了所应有的听力范围。

人从20多岁中期开始，认知能力就开始下降。

对于这一条，可能许多人会提出异议。因为20岁以后认知能力仍然很强的人大有人在，但从统计的意义上来看，这一条很有可能是正确的。但我们或许也可以这样解释，很有可能是人进入青年时期之后，活动范围扩大了，接触的事务及人物的数量大幅增长，需要思考的事情也随之增长。这样一来，人的精力便从简单的认知上分散了，放到其他事情上去了。在这一前提之下，人的精力也就不可能只专注在认知之上了。

由于光的作用皮肤开始老化，出现皱纹，尤其是暴露在阳光下的部分。

现在许多人用"氧化"来解释这一现象，乍一听起来也顺理成章。但仔细一想，问题就来了。为什么小孩子暴露在阳光之下，但小孩子的皮肤不像成人那样出现皱纹呢？如果我们结合前面对生命力（气）、血虚（血液的量）及血液循环的讨论，是否可以提出下面这样一种解释呢？即：小孩子的生命力较强，身体各脏器的功能，尤其是心脏的循环功能也比较健全，这样一来他们之中大部分人的血液量也相对充足，血液循环也比较好。皮肤在足够的血液供养下，尽管会受到阳光的照射，新陈代谢却很正常，皮肤表面在正常的功能运作之下就很难出现皱纹。而人成年之后，生命力逐渐减弱，血液量也渐渐减少，心脏的衰弱也会引起体表和肢端的供血不足，出现了所谓的"入不敷出"的现象，皮肤老化出现皱纹则是这一衰败过程中必然出现的现象之一。关于"氧化"的问题我们后面再专门讨论。

女性生育能力在20多岁时达到顶峰，然后开始下降。

研究生物、生理、医学的人可能对这一条很熟悉，并高度认同。人口学的学者更可以从统计学的角度证明这一现象在全世界的普遍性。如果将世界各国的女性生育率用图表列出的话，不管是哪一国家，哪一种族，女性生育率的高峰大都集中在20岁左右。随着人体生命力的衰减，女性的生育能力也随之减弱，直至绝经并停止。

35岁以上的人视力开始向老视发展。大多数人在45～50岁之间需戴眼镜阅读。其原因是α-晶状体蛋白的减少而出现的晶状体硬化，高温可能促进了硬化的过程。

老花眼对绝大多数上了年纪的人来说似乎是不可避免的。有相当一部分的老人或早或晚还会同时患有白内障和青光眼。更为不幸的是，一小部分人会患上眼科的癌症——黄斑变性。如果我们还记得前面对"纤维化"的讨论，那么纤维形成的逻辑推理是不是可以在这里借用一下呢？如果可以的话，我们按前面的推导逻辑也同样可以推出，老年人视力的退化并发展成老花眼的部分原因有可能是因为老年人眼部的供血不足。这一推理的另一个根据是许多老年人在眼睛老视的同时还会并发偏头痛，而偏头痛则是另一种主要因供血不足而造成的病症。看到这些，我们有没有觉得有些推理很熟悉呢？

50岁左右人的头发变灰。30%～50%的男性和25%的女性，50岁以后会谢顶脱发。

头发变灰，谢顶脱发是什么原因造成的呢？结合我们前面的讨论，可以假设人的头发也是由血液供养而滋生的，如果血液的量少，人体对头发的供血也可能会减少。头发在缺少血液的供养下，就像植物缺少水和养分的供应而枯萎焦干一样，毛发就会脱落、发灰、变白。在传统的药材中有一味药叫"血余"（或叫"血余炭"），其材料实际上就是人的头发。从其名称可以看出，中医认为人的头发与血液有着不同寻常的关系。什么关系呢？人的头发是由血液供养而滋生的。这里我们又一次通过推理见证了血液与人体健康之间的关系。

> 在60~64岁年龄组中，骨关节炎的发病率上升至53%。但只有20%的人会因其致残。

这里所谈到的骨关节炎发病率随着年龄的增长而上升的问题，实际上也与人的生命力有关。人到了这一年龄组后，由于身体各器官功能的下降，导致了血液量的不足，血液量的不足就给血液循环带来困难。长此以往，肌肉、骨关节、韧带由于缺乏血液的濡养，骨关节炎发病率的上升也就成了必然。

> 75岁以上的人几乎有一半都有听力丧失（老年性耳聋）的症状，这妨碍了人们日常的交流。许多脊椎动物如鱼类，鸟类和两栖动物在进入老年后不会患老年性耳聋，因为它们的耳蜗感觉细胞能够再生。而包括人类在内的哺乳动物却在遗传上丧失了这种能力。

这里我们只简单地讨论老年性耳聋。绝大多数老年性耳聋患者在其年轻时耳朵并不聋，只是在年龄增长到某一阶段才会发生耳聋。既然是这样，我们是否可以像前面讨论过的其他症状的推断一样，假设老年性耳聋的成因之一，或许是最重要的原因，就是听觉器官的供血不足。由于听觉器官的供血不足，听觉器官没有得到足够的营养，便不能发挥其正常的功能，其结果便是"失聪"。如果将前面那篇对胃酸与进化的研究与老年性耳聋联系到一起，我们可以看到胃酸对人体的消化吸收可能起到了极其重要的作用（有待进一步的证明），如果消化系统的功能较弱，人就不能够吸收足够的营养用来造血，血液量的不足及循环功能的削弱便有可能造成老年性耳聋。前面的研究资料发现，"老年人的胃酸度也相对较低，（80%的研究对象pH值为6.6）"。这种相关的联系是否存在？我们需要更多的研究加以证明。

> 到80岁时，半数以上的美国人患有白内障或进行过白内障手术。

有关视力与眼睛的问题，前面我们刚刚讨论过。讨论的推理将矛头指向血液的供应，这里不再重复。

> 由于肌肉萎缩而引起活动受限，进而影响了25%的85岁以上的老年人。

肌肉的强健程度影响着人的活动，肌肉萎缩便直接影响着人的活动能力与活动范围。前面我们已经讨论过，在血液供应不足的情况下，人在发力时容易产生痉挛，甚至肌肉撕裂。夜间睡眠时的腿抽筋大多数也是因为血液供应不足造成的。如果循着这一逻辑推下去，便不难发现，由于长期的供血不足，肌肉便缓慢地萎缩下去，其后果则影响了一个人的力量，造成老年人的力量与年轻时相比要相差很多，并直接造成老年人的脆弱。这也就形成了老年人手难提重物，行路之时步履维艰的现象。别忘了，这一切都起始于人的消化系统功能的衰竭，我们所能见到的只是现象或结果而已。

> 动脉粥样硬化属于衰老性疾病。它会导致心血管疾病（如中风和突发性心脏病），而心血管疾病是全球最常见的死亡原因。

前面我们对心血管问题的讨论就已经涉及这一问题。动脉粥样硬化也同样属于类似的情况。在消化系统功能衰败的前提下，人的吸收、排泄就会受到影响。由此而产生的一连串连锁反应也就不请自来，很可能最开始是因为吸收的营养减少，由此造成人的造血原材料不足，引起血液量的减少。此时，人的心脏却必须继续搏动，不能因缺血而"罢工"。在这种情况产生时，人的身体便自动地去调整血液的量，通过把一些体液掺入到血液之中，以满足心脏泵血的需要。由于循环长期依赖的是被稀释了的血液，血管的管壁就有可能因为缺乏营养而渐渐失去弹性。管壁内也有可能因为血液质量和循环的问题而逐渐积累一层循环带不走的沉淀，造成血管的堵塞。

在叙述人的衰老特征的结尾，还提到了帕金森病及阿尔茨海默病，并将其统统归入衰老造成的症状之中。引用的资料所谈到的症状及表现究竟是什么造成的呢？许多人认为是年龄造成的，但年龄是我们能够改变的吗？恐怕不是，我们没有能力改变时间的推移，也阻止不了年龄的增长。近年来，另一种说法试图用"氧化""自由基"来解释人的衰老。在讨论这一题目之前，我们再来看一看这些词汇的含义。

"氧化"与"抗氧化"

什么是氧化？什么是抗氧化？在讨论这个问题之前，我们先引一些与衰老有关的氧化和抗氧化的资料。因为氧化问题涉及的面太广，有生物方面的，也有大量非生物方面的。这里准备先用非生物方面的物质来浅说氧化，而生物方面则是我们准备讨论的重点。先来看什么是氧化。

ox·i·da·tion

(ŏk′sĭ-dā′shən)

1. The chemical combination of a substance with oxygen.

2. A chemical reaction in which an atom or ion loses electrons, thus undergoing an increase in valence. Removing an electron from an iron atom having a valence of +2 changes the valence to +3. Compare reduction.

Did You Know if you've ever seen rust, you've seen oxidation. If you've ever watched a candle burn, you've seen oxidation. And if you've ever breathed, which is a good bet, you've experienced oxidation. In all these cases, oxygen is added to another substance. Rust is oxygen reacting with iron, and both burning and breathing involve oxygen reacting with carbon to free up energy stored in chemical bonds. Perhaps you have seen movies in which people are trapped in a confined space like a mine. They might light a match to see, but the burning flame uses up the same oxygen they need to survive. Rust can be thought of as burning that happens incredibly slowly. Oxygen takes electrons from whatever it is oxidizing, so chemists also use the word oxidation to describe what happens to any substance that loses electrons to another substance.

——The American Heritage Student Science Dictionary, Second Edition. Copyright 2014 by Houghton Mifflin Harcourt Publishing Company. Published by Houghton Mifflin Harcourt Publishing Company. All rights reserved.

简译

氧化

1. 物质与氧气的化学结合。

2. 氧化是一种化学反应，指原子或离子失去电子，从而增加化合价。从具有+2价的铁原子中除去电子其化学价变为+3。氧化的反义为"还原"。

你知道吗？如果你见过生锈，你就见过氧化。如果你曾经看过点燃的蜡烛，你就见证过氧化。我们敢打赌说你肯定呼吸过，而那就是氧化经历。在所有这些例子中，氧气都作用于另一种物质。铁锈是氧气与铁作用后的反应，燃烧和呼吸都是氧与碳的反应，从中释放化学键中储存的能量。或许你在电影中看过人被困在狭窄的矿井里。这时他们可能会划着火柴以便能看得见，但是燃烧的火焰同时也在消耗他们为生存所需的氧气。锈蚀可以被看作是一种极为缓慢地燃烧。氧气从被氧化物中获取电子，因此化学家也会使用氧化一词来描述一种物质从另一种物质中获取电子的情况。

以上介绍的是氧化的概念。通过介绍我们能够了解到氧化是一种常见的现象，不管你愿意与否，氧化在我们周围持续地发生着作用。苹果削了皮之后，过一会儿果肉就开始变色，慢慢地转变成浅棕色，这是一种氧化。一本书在若干年之后纸张会慢慢地变脆，纸的颜色也会渐渐地变黄，看起来再也不是一本新书的模样，这也是一种氧化。

除了氧化之外，我们仍然可以做一些抗氧化的事情。那什么是抗氧化？怎样做才能防止氧化呢？下面我们再来看一看抗氧化的概念。

Antioxidants are compounds that inhibit oxidation. Oxidation is a chemical reaction that can produce free radicals, thereby leading to chain reactions that may damage the cells of organisms. Antioxidants such as thiols or ascorbic acid (vitamin C) terminate these chain reactions. To balance the oxidative state, plants and animals maintain complex systems of overlapping antioxidants, such as glutathione and enzymes (e.g., catalase and superoxide dismutase), produced internally, or the dietary antioxidants vitamin C, and vitamin E.

The term "antioxidant" is mostly used for two entirely different groups of substances: industrial chemicals that are added to products to prevent oxidation, and naturally occurring compounds that are present in foods and tissue. The former, industrial antioxidants, have diverse uses: acting as preservatives in food and cosmetics, and being oxidation-inhibitors in fuels.

Antioxidant dietary supplements have not been shown to improve health in humans, or to be effective at preventing disease. Supplements of beta-carotene, vitamin A, and vitamin E have no positive effect on mortality rate or cancer risk. Additionally, supplementation with selenium or vitamin E do not reduce the risk of cardiovascular disease.

（引自：https://en.wikipedia.org/wiki/Antioxidant）

简译

抗氧化剂是抑制氧化的化合物。氧化是一种化学反应，反应的结果会产生自由基，其连锁反应会损害生物的细胞。硫醇或抗坏血酸（维生素C）一类的抗氧化剂能够终止这种连锁反应。植物和动物自身就有一套维持抗氧化的平衡系统，能够产生谷胱甘肽和酶（例如过氧化氢酶和超氧化物歧化酶），或通过膳食摄取抗氧化剂维生素C和维生素E。

"抗氧化剂"一词主要用于两组完全不同的物质：一是为防止化工产品氧化而使用的添加剂，二是在食品及其他物质中天然存在的化合物。前者为工业抗氧化剂，具有多种用途：如作为食品和化妆品中的防腐剂，以及燃料中的氧化抑制剂。

抗氧化剂作为营养保健品尚未被证明能改善人类健康，或能够有效预防疾病。补充β-胡萝卜素，维生素A和维生素E对死亡率或减少癌症风险没有起到积极的作用。此外，补充硒或维生素E也不会降低罹患心血管疾病的风险。

我们知道，并不是任何一种抗氧化剂都可以作为保健品或医疗产品的。就已知的抗氧化产品来看，不管是化学合成的还是天然的，都没有被证明其对人类的健康及防病有积极的促进作用。

现代科学对人体的研究已经经历了相当长的岁月，我们已经可以从基因的水平来确认哪些基因会对人体产生什么样的结果。但是，对复杂的外界因素与同样复杂的人体内部因素之间是如何产生相互作用，这种相互作用又会把人体朝什么方向引导，其结果如何等问题依然是不甚了了。抗氧化剂和保健品是否也和现代的化学药物一样有副作用呢？下面我们引述一些当代的研究结果。

  Relatively strong reducing acids can have antinutrient effects by binding to dietary minerals such as iron and zinc in the gastrointestinal tract and preventing them from being absorbed. Examples are oxalic acid, tannins and phytic acid, which are high in plant-based diets. Calcium and iron deficiencies are not uncommon in diets in developing countries where less meat is eaten and there is high consumption of phytic acid from beans and unleavened whole grain bread.

  High doses of some antioxidants may have harmful long-term effects. The beta-carotene and Retinol Efficacy Trial (CARET) study of lung cancer patients found that smokers given supplements containing beta-carotene and vitamin A had increased rates of lung cancer. Subsequent studies confirmed these adverse effects. These harmful effects may also be seen in non-smokers, as one meta-analysis including data from approximately 230,000 patients showed that β-carotene, vitamin A or vitamin E supplementation is associated with increased mortality, but saw no significant effect from vitamin C. No health risk was seen when all the randomized controlled studies were examined together, but an increase in mortality was detected when only high-quality and low-bias risk trials were examined separately. As the majority of these low-bias trials dealt with either elderly people, or people with disease, these results may not apply to the general population. This meta-analysis was later repeated and extended by the same authors, with the new analysis published by the Cochrane Collaboration; this analysis confirmed the previous results. These two publications are consistent with some previous meta-analyzes that also suggested that Vitamin E supplementation increased mortality, and that antioxidant supplements increased the risk of colon cancer. Beta-carotene may also increase lung cancer. Overall, the large number of clinical trials carried out on antioxidant supplements suggest that either these products have no effect on health, or that they cause a small increase in mortality in elderly or vulnerable populations.

（引自：https://en.wikipedia.org/wiki/Antioxidant）

简译

  在含有铁和锌等矿物质的食物中大量地降低其酸性会降低其在胃肠道中的吸收而导致营养的不吸收。例如草酸，单宁和植酸，其在植物性饮食中含量就很高。在发展中国家的饮食中，缺乏钙和铁的情况并不罕见。因为这些国家的食物中肉类较少，而豆类和无发酵的全麦面包中植酸含量较高。

高剂量的某些抗氧化物可能会产生长期有害的影响。研究发现肺癌患者在β-胡萝卜素和维生素A功效试验（CARET）中，使用含有β-胡萝卜素和维生素A的患者肺癌发病率增加。之后的研究又证实了这些不良反应。这些有害的影响也出现在非吸烟者身上。一项有大约230,000名患者的数据综合分析显示β-胡萝卜素，维生素A或维生素E与死亡率增加有关，但维生素C没有显著的影响。当把所有随机样本对照分析时，没有发现健康风险。但当把高质量和低偏倚试验的数据分别开来分析时，就会发现死亡率的增加。由于大多数这些低偏倚样本涉及老年人或患有疾病的人，这一结果可能不适用于一般人群。这一综合分析后来由同一作者重复进行并加以扩展，Cochrane Collaboration发表了新的分析，这一分析证实了以前的研究结果。这两篇出版物与之前的一些综合分析结果一致，这些分析也表明补充维生素E会增加死亡率，并且抗氧化剂会增加患结肠癌的风险。β-胡萝卜素可能会增加肺癌的风险。总体说来，对抗氧化剂进行的大量临床试验表明，这些产品对健康没有什么影响，抑或它们会导致老年人或弱势群体死亡率的些许增加。

看了以上这些介绍，是不是有些困惑？一方面，许多研究证明氧化的过程会使人衰老加速，如果想要减缓衰老，必须要使用抗氧化剂。只有抗氧化才能让人青春永驻，安度晚年。事实真的如此吗？在此我想引用一句现代时髦的话讲就是：理论很丰满，现实很骨感。非常遗憾的是，许多理想的陈述，大胆的假设并没有被现实所证明。往往在若干年之后，理想的陈述随着时间的消逝而烟消云散，大胆的假设也因缺乏现实的支持而偃旗息鼓。当然，我这里绝没有任何贬低人们大胆假设的意思，更没有嘲笑人们想象力的勇气。但我们应该注意到，人类在漫长的历史长河中一直在摸索，探索新的途径，新的事物，通过某种新的方式来寻求新的理论与实践。久而久之，我们在某一领域中发现了某种规律，经过反复的观察或实践，这一规律被反复证明其正确性，这一规律也就成了我们在这一领域中思考问题时的指导思想。如果我们在这一领域中有了新的想法，便会不自觉地在这一指导思想下提出新的假设。如果这一假设多次被证明是正确的，我们便得到了在这一领域内可以起主导作用的理论。当然，在现实中有相当一部分的发明与发现并不是在某一理论的指导下产生的，有可能是某种偶然的情形，也有可能是某种新的突破。但不管怎样这些新的发明与发现都会在这一领域内对原有的理论加以修正，或在一个崭新的领域内开创一个全新的理论。

扯得稍微有点远。在氧化与抗氧化的问题上，我们这些平民老百姓都了解了多少呢？抛开那些专业的词汇与特殊的材料，在这里我们先来看一下大家所熟悉的橡胶和塑胶等产品（聚合物）的氧化。

Polymer degradation is a change in the properties—tensile strength, color, shape, etc.—of a polymer or polymer-based product under the influence of one or more environmental factors such as heat, light or chemicals such as acids, alkalis and some salts. These changes are usually undesirable, such as cracking and chemical disintegration of products or, more rarely, desirable, as in biodegradation, or deliberately lowering the molecular weight of a polymer for recycling. The changes in properties are often termed "aging".

（引自：https://en.wikipedia.org/wiki/Polymer_degradation）

简译

聚合物降解是指聚合物在弹性，颜色，形状等方面产生的变化。某种聚合物或聚合物制品在一种或多种环境因素的影响下，如热和光，以及酸，碱，盐等化学品的作用下所产生的变化。有些变化是人们不希望见到的，如产品的龟裂和化学分解。但也有少部分是人们期待的，如生物降解，或故意降低聚合物的分子量以使其能被再循环使用。这种性质的变化通常被称为"老化"。

下面我们再引用一小段六十多年前发表的有关橡胶及人工合成弹性物体老化变质的文章，看一下橡胶的老化。引用这么老的研究有意义吗？我个人认为，文章的发表虽然已经过去了六十多年，但文章里介绍的内容仍然没有过时，且比较浅显易懂。我们一起来看一下。

Natural rubber and synthetic elastomers deteriorate on aging as a result of the contribution of a number of factors. It has been generally recognized for many years that the changes in properties on aging are due primarily to the deteriorating effects of one or more of the following factors: heat, light, oxygen, and ozone. Some nonoxidative thermal changes are involved but the effects of heat and light are for the most part a result of their effect upon the oxidation reaction. Thus oxygen in the form of O_2 or O_3 is the primary cause of deterioration of elastomers. Rapid combination with ozone is a characteristic reaction of unsaturated organic compounds. In the case of rubber the reaction results in cleavage of the molecular chains with the development of surface cracks if the rubber is under stress. These cracks grow both in length and depth and soon result in serious deterioration of the material. The ozone problem is quite different from deterioration by ordinary atmospheric oxygen and is of sufficient importance to justify separate treatment in a future issue of Rubber Reviews. Consequently, this review will be concerned primarily with oxidative deterioration other than that due to ozone. Both thermal and light-initiated oxidation appear to proceed by similar free-radical chain mechanisms involving the formation of hydroperoxides. Thus, information derived from one type of oxidation is usually applicable in some measure to the other.

（引自：Rubber Chemistry and Technology.）

简译

受多种因素的影响，天然橡胶和人工合成的弹性物质随着时间的推移而老化变质。多年以来人们普遍认为，物质的老化变质主要是受以下一个或多个因素的影响：热，光，氧和臭氧。在一些非氧化性的变化中，热和光在很大程度上体现在它们对氧化反应的结果上。因此，氧以氧气或臭氧的形式是造成弹性物质老化变质的主要原因。与臭氧的快速结合则是不饱和有机化合物的反应特征。例如，如果橡胶处于应力之下，其反应会导致分子链断裂，橡胶表面便形成开裂。这些开裂很快就会在长度和深度上增长，最终会导致该材料的严重变质。臭氧所造成的老化与普通大气的氧气所造成的老化变质完全不同，但却同等重要，在未来的Rubber Review杂志中将会单独讨论这一问题。因此，本文将主要讨论除臭氧之外的氧化变质。热和光引发的氧化过程似乎与一系列自由基的机制在氢过氧化物的形成相似。因此，一种氧化的信息通常在某种程度上也适用于另一种。

上面的这些介绍是不是有点太书面化了？如果是这样的话，我们就紧接着上面所说的橡胶及人工合成弹性物质的话题，以此为引继续举一个通俗的例子。由于现在许多家庭已经拥有了汽车，就举个我们生活中比较常见的例子——轮胎。我们知道，过去轮胎主要是由橡胶及其他物质合成的。若干年以前，制造轮胎是不使用抗氧化剂的。这样，哪怕是一只崭新的轮胎，我们不去使用它，只是将这只轮胎闲置在一旁，任凭风吹日晒，历经时日，轮胎的表面就会产生龟裂。这种龟裂就会像上面所提到的那样，随着时间的推移向深度及广度展开，这就是上面谈到的氧化，这种龟裂使轮胎产生了质的变化，也就是我们在前面谈到的"老化变质"。

现在我们发现了抗氧化剂这种新材料，并把抗氧化剂融合到制造轮胎的材料中去，这样制造出来的轮胎就具备了一定的抗氧化功能。如果我们也将一只融合了抗氧化剂的崭新轮胎拿出来，也将其闲置在一旁，任凭风吹日晒，同样的历经时日，轮胎的表面不一定会产生以前我们所见到的那种龟裂，甚至完全见不到那种龟裂，这就是抗氧化剂的作用。抗氧化剂延缓了物质老化变质的速度，避免了物质迅速衰败的情形。由此看来，抗氧化剂确实是个好东西。它改变了物质氧化的一般次序，维持和延长了该物质的寿命。

于是，我们便把这一规律应用到人体，认为人的老化也同样是由于氧化的原因。与这一规律相悖的是（前面的引文也提到这一点），如果我们认为人的老化也是由于人体是被氧化的话，抗氧化剂应该能够延缓人类的衰老，使人的寿命延长。可惜的是，科学研究与观察没有发现和证明这一点。从已有的研究来看，"总体说来，对抗氧化剂进行的大量临床试验表明，这些产品对健康没有什么影响，抑或它们会导致老年人或弱势群体死亡率的些许增加。"如果这一研究结论有道理或是正确的，那么抗氧化剂不仅不能帮助人类防病抗病，反而可能会加速某些弱势人群的死亡。

那么，氧化的理论是不是错的呢？我个人认为，氧化的理论没有错，且在这个世界上已经被无数的个案与研究证明。那么究竟是什么地方出了问题呢？就此问题我们再来翻看一下氧化对生物起作用的定义。

oxidation

The combination of a molecule with oxygen, which increases the atom's valence with the loss of a hydrogen ion or one or more electrons.Oxidation reactions commonly involve the combination with oxygen free radicals, and result in major organ damage that accumulates with time; they are implicated in age-related damage, degenerative phenomena and cancer, and may be ameliorated with antioxidants, including vitamin C, vitamin E, glutathione and superoxide dismutase.

（引自：Segen's Medical Dictionary.）

简译

氧化

分子与氧结合后，损失氢离子及一个或多个电子来增加原子的化合价。氧化反应通常与氧自由基有关，结果是随着时间的累积而损害主要器官；这些损害与老化有关，如退行性病变与癌症，这些问题或可通过抗氧化剂改善，包括维生素C、维生素E、谷胱甘肽和超氧化物歧化酶。

注意，上面我们所选的这一词条是出自一部医学词典（《Sengen's Medical Dictionary》），因此我们有理由认为词条里面所指的氧化、自由基以及对主要器官的损害都是指对人的身体器官而言，并不是针对某一类特殊的物体。有没有感觉这里有什么问题？

如果没有的话，我们就继续。首先我们有没有注意到现在绝大多数谈氧化问题的例子基本上都是讲的"物体"。在长时间的光、热、氧及臭氧对某一物体产生作用的情况下，该物体便会产生变化，这种变化便被称作"氧化"，氧化使该物体老化变质。接下来的一个问题可能就是"人也是物体吗？"如果是的话，随着人年龄的增长，伴随着人所接触的光、热、氧的作用，人也同样会老化，而老化的终点则可能是死亡。这样一来，在自然世界中氧化的规律就自然而然地被应用到人体上来了。如果这一规律应用到人体上是正确的话，那么抗氧化剂就能够比较有效地减缓人的衰老过程，防止某些疾病的产生，甚至避免生命的终结。但是，现实却为我们描绘了另外一幅图画，一幅起码让我们现在感到吃惊的图画。这一点我们前面已经讨论过，这里只是再提及一下，究竟是什么地方出了问题？

我个人认为，我们可能把氧化对物体的作用规律错误地扩展到了人的身上。那么人是否是"物体"？从广义上来讲，人是"物体"。但人是一种不同类型的物体，是有生命，并具有生命力的物体，也就是说人是一种生物。只有在人死亡之后，人的躯体才由一个有生命力的物体转变为一个无生命力的物体，有生命力的生物和无生命力的物体有着本质的区别。现在我们来看一个简单的例子。

一只从树上摘下来的水蜜桃是一个物体，但是因为这只水蜜桃已经脱离了桃树——一个有生命力的生物体，现在的水蜜桃只能是一个没有生命力的物体。光、热和氧都会对这只水蜜桃产生作用，使其继续成熟下去，直至腐烂并分解掉。这也是一般的无生命力物体的氧化过程。

有人可能会说：水蜜桃腐烂了，桃子里面的桃核仍然会发芽、生根、长大，并结出水蜜桃。那上面所列举的过程是一个氧化过程的终结呢，还是又一个新的氧化过程的起始？

这个问题如果要细讨论的话，该讨论的东西就太多了。我们在这里先打住，回到我们现在讨论的这个例子。一个水蜜桃在脱离了桃树之后，就变成了一个无生命的物体，因而它会循着大多数无生命物体的规律受到氧化的影响——继续成熟、腐烂。水蜜桃之中的桃核却又是另一种情况，在水蜜桃脱离桃树的枝条并继续成熟腐烂的情况下，桃核并没有因此而变成一个无生命物体。此时，桃核没有发芽扎根，还没有转变成一个有生命力的生物体。在转化成一个有生命力的生物体之前，这时的桃核只是处于一个转化阶段。对不同的生物体来讲，这一转化阶段可长可短，短的可能非常之短，在我们还来不及确认这一阶段时就已经转瞬即逝了，长的呢？会相当的长。曾记得有一次考古时发现了几粒埋藏于地下千年以上的莲子，有趣的是，在北京植物园研究人员的精心护理之下，这几粒莲子居然结束了千年的沉睡，又开始了新的生命。

桃核在还没有发芽扎根的阶段，也同样处于一个沉睡期。一旦开始发芽，它就从沉睡中醒来，有了自己的生命力。从这个小小的例子我们可以又一次看到，生物的寿命长短取决于该生物种群的生命力。与无生命力物体不同的是，无生命物体受物体氧化规律的制约，在氧化的环境中老化衰败。而有生命力的生物则不然，他们的成长壮大往往还需要光、一定的温度及氧，只有在合适的环境中才能继续成长壮大。与其说氧化的环境会促进生物体衰老，不如说生物体的老化衰败基本上是其生命力所然。促进非生物体老化衰败的规律并不一定适用于生物体，在生物体的生命力耗尽之时，生物体便结束了其本身作为生物的使命，转变成为非生物体，此时氧化的规律才开始主导该非生物体的命运。

恐怕这也能有助于理解前面我们所引用的一些研究结果，为什么抗氧化剂对一般人的作用不大或没有什么区别，但对老人和患者却造成了一些预料之外的伤害。关键可能在于人是有生命力的生物，人的身体时时刻刻地在进行着新陈代谢，以此为基础而延续着人的生命。新陈代谢需要从食物中吸取各种养分，并把这些养分充实到血液的细胞中去，从而完成血液细胞的除旧生新。血液在循环的过程中再将营养输送到人体的各个器官，以保证人体各个器官的新陈代谢，维持各器官的功能。与此同时，血液循环也把各器官所产生的废料连同已经死亡的细胞通过多种渠道带出体外，这种新陈代谢维持和延续着人的生命，人才能从小长到大，从弱到强。无论是人的消化吸收还是代谢功能出了问题，都会影响人的生命力与健康。说到这里，我们有没有注意到人的新陈代谢所依赖的就是氧、水、温度、食物等，如果没有这些条件，人的生命就无从谈起。所谓的氧化实际上是促进人体新陈代谢，是人类发展壮大的先决条件。或者我们可以这样说，没有了氧化，人的生命延续就成了问题，从某种意义上来讲，新陈代谢也就无从谈起了。

这样的推论对不对呢？在生物学与生命力在科学界被闲置多年的今天，或许我们需要对这一现象进行重新考虑，因为这不是一两个实验就可以解决的问题，需要花费时间，精力，需要多学科，跨学科的共同努力才能逐渐揭开这一面纱。

情绪与健康

似乎我们还没有结束对衰老的讨论就转到氧化的话题上来了。在我们回到衰老这一"正题"之前，再加一个关于情绪的讨论。

一个人只要有知觉就免不了会有对知觉的反应。这种对知觉及其反应的概括便形成了人们的情绪。中医将其划分为喜、怒、忧、思、悲、恐、惊。一个人的情绪会对人的健康产生影响吗？回答应该是肯定的。远的不说，仅就我们周围的人群来讲就足以使我们体会到情绪对人群的影响，更不用说情绪对个人的影响了。我们很容易感受到人的悲哀、欢乐、兴奋与惊恐，由这些情绪变动引起的情绪波也在影响着其他人。在这里我们不准备讨论关于情绪或心情对人与社会的影响，有兴趣的人可以参考心理学或社会心理学的书籍。我们的讨论主要集中在情绪或情志对健康的作用。

古人发现了情志对人体健康的影响。在《黄帝内经》中记载"怒伤肝，喜伤心，思伤脾，忧伤肺，恐伤肾"。

曾经有人对此表示质疑，是不是一个人就不能有不同的感情了？发怒会伤肝，高兴会伤心，想得多了会伤脾，心情不好会伤肺，恐惧就会伤肾，那最好就是木头人，没有情感，没有感情的变化，这样是不是就健康了呢？我们先不去评论这种有点儿抬杠的诘问，先看一看这些陈述是不是空穴来风。

《三国演义》中诸葛亮三气周瑜的故事，历史上是否真有其人其事，情节是否如作者所述，现在也无法考证。但我想历史上因气愤、暴怒伤身丧命者应不在少数。除此之外，范进中举的故事作为另一个极端也常被人提起。与三气周瑜不同的是范进不是因为生气或暴怒，而是因为大喜过望所致。因情绪致病的例子是否真有其事呢？那么现代科学对情绪与健康的关系怎么看呢？我在维基百科找到一些资料，分享一下。

> 情绪障碍，也称由情绪造成的情感障碍。由于受到人的情绪波动影响而表现出来的一组情绪障碍。其分类可在《精神障碍诊断与统计手册》（DSM）和《国际疾病分类》（ICD）中找到。
>
> 情绪障碍属于情绪高涨的基本型，如狂躁症或轻躁症；情绪低落，其中最著名和被研究最多的是抑郁症（MDD）（通常称为临床抑郁症，单相抑郁症或严重抑郁症）；在狂躁症和抑郁症之间游离的状况，称为双相情感障碍（BD）（以前称为狂躁抑郁症）。有几种亚型的抑郁症或精神病综合征，症状较轻，如心境沮丧障碍（虽类似但比MDD轻微）和循环障碍（虽类似但比BD更温和）。情绪障碍也可能由某些物质或疾病引发。

那么现代科学是否也认为情绪与人体健康之间存在着某种联系呢？

Do you tend to look on the sunny side, or do you see a future filled with dark, stormy skies A growing body of research suggests that having a positive outlook can benefit your physical health. NIH-funded scientists are working to better understand the links between your attitude and your body.

Having a positive outlook doesn't mean you never feel negative emotions, such as sadness or anger, says Dr. Barbara L. Fredrickson, a psychologist and expert on emotional wellness at the University of North Carolina, Chapel Hill. "All emotions—whether positive or negative—are adaptive in the right circumstances. The key seems to be finding a balance between the two, " she says.

"Positive emotions expand our awareness and open us up to new ideas, so we can grow and add to our tool kit for survival, " Fredrickson explains. "But people need negative emotions to move through difficult situations and respond to them appropriately in the short term. Negative emotions can get us into trouble, though, if they're based on too much rumination about the past or excessive worry about the future, and they're not really related to what's happening in the here and now."

People who are emotionally well, experts say, have fewer negative emotions and are able to bounce back from difficulties faster. This quality is called resilience. Another sign of emotional wellness is being able to hold onto positive emotions longer and appreciate the good times. Developing a sense of meaning and purpose in life—and focusing on what's important to you—also contributes to emotional wellness.

Research has found a link between an upbeat mental state and improved health, including lower blood pressure, reduced risk for heart disease, healthier weight, better blood sugar levels, and longer life. But many studies can't determine whether positive emotions lead to better health, if being healthy causes positive emotions, or if other factors are involved.

（引自：NIH News in Health.）

简译

一个人是否总看到事物光明的一面，或觉得前景昏暗、阴霾密布？大量的研究表明，积极进取可使人的身心受益。美国国立卫生研究院资助的科学家们正在努力探索以便更好地理解人的心态和身体健康之间的联系。

北卡罗来纳大学教堂山分校的心理学家兼情绪健康专家Barbara L. Fredrickson博士认为，积极进取的心态并不意味着人不能有悲伤或愤怒等负面情绪。所有的情绪无论是积极的还是消极的，都是与当时的情景相对应的。关键在于是否能在两者之间寻求平衡。

"积极进取的心态能够开阔我们的眼界，使自己因接受新的观点而越发强大，并为我们成为艰险征途中的强者增添阅历。"Fredrickson解释说，"但人也需要消极的情绪来度过困境，并在短期内对其作出适当的反应。但是，如果负面情绪仅限于对过往的反刍和对未来的恐惧，那么负面情绪便可能让人陷入困境。此外，负面情绪与现在和即将发生的事情没有任何联系。"

专家说，积极进取的人负面情绪较少，并能较快地摆脱困境。这种能力被称为重振之功。积极进取的另一个标志是能够长时间地保持积极的情绪并乐道于功成的美好。建立生活的意义和目标，一旦认准，全力以赴，这些也有助于培养健康的情绪。

研究发现，积极乐观的精神状态与健康的体魄二者之间的联系，包括降低血压、降低患心脏病的风险、健康的体重、较好的血糖水平以及更长的寿命等。但是，众多研究仍无法确定究竟是积极情绪能促进人的健康，还是健康的体魄带动了积极的情绪，或是还有其他的因素。

从以上所引的材料可以看出，现代科学和心理学把人的情绪基本上分为两大类，一为积极情绪，属正面情绪；二为消极情绪，属负面情绪。积极进取、乐观向上、身心愉悦等都属于正面情绪，对健康有利。消极怠惰、悲观丧气、自暴自弃等都属于负面情绪，对健康不利。这些结论，起码有相当一部分似乎与传统中医的理论相悖。在传统中医的理论中，不仅认为某一种情绪之"过"会导致身体某一种功能的失调，同时也认为另一种情绪有可能将这种失调纠正过来，从而实现一种相对的平衡。这种新的平衡也就给人体带来一种新的协调，人体也就有了一种新的平衡的健康状态。在《黄帝内经》中有这样的记载："怒伤肝，悲胜怒，喜伤心，恐胜喜，思伤脾，怒胜思，忧伤肺，喜胜忧，恐伤肾，思胜恐。"那么，这些古人的陈述，是否有实证的研究呢？

与传统中医看法不同的是，现代心理学提倡的正面情绪似乎是一种呈线性发展的趋势，也就是说正面情绪的东西基本上都是有益的。而中医的看法却似乎是受了中国传统文化的影响，在这里面我们可以看到"中庸"的影子。也就是说，就连高兴也须有度，不可兴奋过度。兴奋过度就可能出现一种叫"喜伤心"的现象。当然，"范进中举"很可能是一种文学作品中的艺术夸张手法，但在现实社会中，我曾亲眼见过因过喜而中风的现象。由此或许可以推断，吴敬梓的"范进中举"虽说很可能有艺术加工的成分，但也不会是空穴来风吧！

情绪与健康之间的关系虽然已经通过现代科学及医学研究，但医学及心理学的各家学派仍很难达成较为一致的看法，对因情绪导致的健康问题也只能使用各种抗抑郁药物、抗兴奋剂等进行控制。说白了，这一类药物就是用几种不同的方式让患者安静下来，镇静下来。也就是说，药物的接受者实际上是在使用镇静剂。但这些药物的长期使用所产生的副作用也同样不容忽视，但为了减轻症状，这可能是一种不得已而为之的方法。

那么，情绪所造成的健康问题到底有多大呢？据美国焦虑与抑郁协会（Anxiety and Depression Association of America）透露，当今世界上约有3亿人患有不同种类的抑郁症。2015年，美国最常见的是重症抑郁症。全国约有1610万18岁或18岁以上的成年人在至少经历过一次重度抑郁发病，这占所有美国成年人的6.7%。抑郁症是美国15～44岁人群中致残的主要病因。

上面的数据听起来很恐怖。如果真有这么多人罹患抑郁症，给社会造成的负担将是相当沉重的，影响也是绝不容忽视的。既然情绪能造成这么大的问题，是否可以通过对疾病的表现，或症状来试着分析一下致病原因呢？我们先来看一看什么是抑郁症。

Depression (major depressive disorder or clinical depression) is a common but serious mood disorder. It causes severe symptoms that affect how you feel, think, and handle daily activities, such as sleeping, eating, or working. To be diagnosed with depression, the symptoms must be present for at least two weeks.

If you have been experiencing some of the following signs and symptoms most of the day, nearly every day, for at least two weeks, you may be suffering from depression:
- Persistent sad, anxious, or "empty" mood
- Feelings of hopelessness, or pessimism
- Irritability
- Feelings of guilt, worthlessness, or helplessness
- Loss of interest or pleasure in hobbies and activities
- Decreased energy or fatigue
- Moving or talking more slowly
- Feeling restless or having trouble sitting still
- Difficulty concentrating, remembering, or making decisions
- Difficulty sleeping, early-morning awakening, or oversleeping
- Appetite and/or weight changes
- Thoughts of death or suicide, or suicide attempts
- Aches or pains, headaches, cramps, or digestive problems without a clear physical cause and/or that do not ease even with treatment

Not everyone who is depressed experiences every symptom. Some people experience only a few symptoms while others may experience many. Several persistent symptoms in addition to low mood are required for a diagnosis of major depression, but people with only a few – but distressing – symptoms may benefit from treatment of their "subsyndromal" depression. The severity and frequency of symptoms and how long they last will vary depending on the individual and his or her particular illness. Symptoms may also vary depending on the stage of the illness.

(引自：https://www.nimh.nih.gov/health/topics/depression/index.shtml)

简译

抑郁症（也叫重度抑郁或临床抑郁）是一种常见且严重的情绪障碍。它造成的症状之严重直接影响到人的感觉，思考及日常生活，如睡觉，进食或工作。对抑郁症诊断标准之一则是症状必须至少持续两周。

如果一个人在每天的大部分时间，至少连续两周出现以下某些症状和体征，那么这个人就可能患有抑郁症：

- 持续悲伤、焦虑或感到"空虚"
- 感到绝望或悲观
- 易怒
- 感到内疚、无意义或无助
- 对活动和爱好都不感兴趣
- 常感到神疲乏力
- 动作及语速减缓
- 坐立不安
- 精力涣散、健忘、遇事犹豫不决
- 晚间难入睡、凌晨即醒来，或难以醒来
- 食欲或体重不同以往，或二者均生变数
- 想死、想自杀，或试图自杀
- 常有不明原因的疼痛、头痛、痉挛或消化问题，即使经过治疗也无效

并非所有的症状都会出现在抑郁症患者身上。有些人只会有某些症状而有些人则可能有多种症状。重度抑郁症的诊断除了几种持续的症状之外，还需要结合情绪低落的症状。有人可能只具备几种令人极为痛苦的症状，有些对"亚抑郁综合征"的治疗方案可能会对他们有

帮助。症状的严重程度，发生频率以及持续时间取决于个人及其所具有的特征。疾病在各不同阶段所表现出来的症状也有所不同。

下面我们引一段对重度抑郁症的描写，以便大家能够进一步了解重度抑郁症的日常表现。

Major depression significantly affects a person's family and personal relationships, work or school life, sleeping and eating habits, and general health. Its impact on functioning and well-being has been compared to that of other chronic medical conditions, such as diabetes.

A person having a major depressive episode usually exhibits a very low mood, which pervades all aspects of life, and an inability to experience pleasure in activities that were formerly enjoyed. Depressed people may be preoccupied with, or ruminate over, thoughts and feelings of worthlessness, inappropriate guilt or regret, helplessness, hopelessness, and self-hatred. In severe cases, depressed people may have symptoms of psychosis. These symptoms include delusions or, less commonly, hallucinations, usually unpleasant. Other symptoms of depression include poor concentration and memory (especially in those with melancholic or psychotic features), withdrawal from social situations and activities, reduced sex drive, irritability, and thoughts of death or suicide. Insomnia is common among the depressed. In the typical pattern, a person wakes very early and cannot get back to sleep. Hypersomnia, or oversleeping, can also happen. Some antidepressants may also cause insomnia due to their stimulating effect.

A depressed person may report multiple physical symptoms such as fatigue, headaches, or digestive problems; physical complaints are the most common presenting problem in developing countries, according to the World Health Organization's criteria for depression. Appetite often decreases, with resulting weight loss, although increased appetite and weight gain occasionally occur. Family and friends may notice that the person's behavior is either agitated or lethargic. Older depressed people may have cognitive symptoms of recent onset, such as forgetfulness, and a more noticeable slowing of movements. Depression often coexists with physical disorders common among the elderly, such as stroke, other cardiovascular diseases, Parkinson's disease, and chronic obstructive pulmonary disease.

Depressed children may often display an irritable mood rather than a depressed one, and show varying symptoms depending on age and situation. Most lose interest in school and show a decline in academic performance. They may be described as clingy, demanding, dependent, or insecure. Diagnosis may be delayed or missed when symptoms are interpreted as "normal moodiness."

（引自：https://em.wikipedia.org.）

简译

  重度抑郁症会极大地影响一个人的家庭和个人关系，工作与学校生活，睡眠和饮食习惯乃至身体健康。它对人的正常生活及生活质量的影响可与其他慢性疾病如糖尿病相提并论。

  重度抑郁患者发病时往往情绪极度低落，这种情绪体现在生活的各个方面，连过去非常感兴趣的事物都感到索然无味。患者可能深陷于毫无价值、莫名其妙的内疚与悔恨、无助且绝望、自暴自弃之中而难以自拔。病情严重时，患者可能有精神病的症状。这些症状包括令人难以接受且极端不愉快的妄想或幻觉。重度抑郁症患者的其他症状包括注意力不集中和健忘（尤其是那些有忧郁或精神病特征的人）、对社交场合和活动的抵制、性欲减退、易怒以及产生自杀的念头。失眠是抑郁症患者的常态，比较典型的是一个人凌晨醒来，无法重新入睡，也有睡眠过度或一觉难醒的情形。有些抗抑郁药物因其刺激作用也会导致失眠。

  抑郁的人可能会诉说多种身体症状，如疲劳、头痛、肠胃不适；根据世界卫生组织的抑郁症标准，身体的不适是发展中国家最常见的抱怨。食欲经常下降，并导致体重减轻，但偶尔会也出现食欲增加和体重增加的现象。家人和朋友可能会注意到其人情绪变化无常，但也会昏昏欲睡。年龄较大的抑郁症患者可能常会有认知的问题，如健忘；更为明显的是动作减缓。抑郁症经常与老年人常见的其他疾病并存，如中风、心血管疾病、帕金森综合征和慢性阻塞性肺病。

  依年龄和具体情况不同，抑郁的儿童常表现出一种烦躁的情绪而不是情绪低落。大多数人对学习失去兴趣并且表现出学习成绩下降。他们可能被描述为缠人、苛刻、依赖或恐惧。当症状被解释为"常见的闹脾气"时，就可能会造成误诊而错过时机。

  那么，有哪些因素会造成或影响抑郁症呢？我们来看一下当今最常见的对此问题的小结。

Depression is one of the most common mental disorders in the U.S. Current research suggests that depression is caused by a combination of genetic, biological, environmental, and psychological factors.

Depression can happen at any age, but often begins in adulthood. Depression is now recognized as occurring in children and adolescents, although it sometimes presents with more prominent irritability than low mood. Many chronic mood and anxiety disorders in adults begin as high levels of anxiety in children.

Depression, especially in midlife or older adults, can co-occur with other serious medical illnesses, such as diabetes, cancer, heart disease, and Parkinson's disease. These conditions are often worse when depression is present. Sometimes medications taken for these physical illnesses may cause side effects that contribute to depression. A doctor experienced in treating these complicated illnesses can help work out the best treatment strategy.

Risk factors include:
- Personal or family history of depression
- Major life changes, trauma, or stress
- Certain physical illnesses and medications

（引自：https://www.nimh.nih.gov/health/topics/depression/index.shtml）

简译

抑郁症是美国最常见的精神障碍之一。目前的研究表明抑郁症是由遗传、生物、环境和心理因素共同引起的。

抑郁症可以在任何年龄产生，但在成年人中则更为常见。现在人们已经察觉到抑郁症也开始发生在儿童和青少年身上，尽管一开始更多表现出来的是烦躁情绪而不是低落的情绪。在成人中常见的沮丧和焦虑在儿童中通常表现为高度的焦虑。

抑郁症可能与其他医学上的重病共生并存，特别是在中年和老年人之中，例如糖尿病（高血糖）、癌症、心脏病和帕金森综合征。当抑郁症发作时，这些疾病的状况则会更趋恶化。用来医治这些疾病的药物的副作用也可能会导致抑郁的发作。在治疗这些复杂疾病之时，需要经验丰富的医生才可以帮助患者制定出最佳治疗方案。

导致抑郁症的风险因素包括：
- 个人及家族的抑郁症病史
- 生活中的重大变化，心灵创伤或环境压力

- 某些疾病及用以治疗这些疾病所使用的药物

从以上所引的资料来看，因情绪引起的健康问题的描述，都提到了一个共同的症状，患者的肠胃，或消化系统存在着程度不同的症状，例如呕吐、不思饮食、食欲猛增或下降等。如果结合我们在前面讨论过的一些疾病的推理结论，不难发现，许多现代科学和医学所认同的，因为情绪而造成的健康问题，如神疲乏力、失眠、健忘、疼痛等，或许和人的血液量、血液的pH值（血热）、循环是否良好、心脏的泵血能力等都有着难以剥离的联系。如果我们把上面所列举的现象与我们前面所讨论的推理小结综合起来看的话，就会很自然地发现，集合所有讨论的重点，归结到最后都落到了消化系统——这一虽然被科学验证与承认，但却在诊断与治疗中被忽视了的因素上来了。或许我们可以这样推断，人们现在所见到的情绪致病，有可能不仅仅是情绪的原因，在情绪的背后，有着我们尚未知晓的其他因素。因此，前面我们所提出的若干题目如果能在现代的科学研究中有所突破的话，医学的病理研究及人类的健康水平将获益匪浅。

重审"后天之本"

我们花费了大量的篇幅，从多个角度，以逻辑推理的方式反反复复地讨论了不少比较典型的病例。目的只有一个，那就是重审"后天之本"。人的后天之本——人的消化系统——在人类的病理学中应该占有极为重要的位置。遗憾的是，现代病理学在遇到具体病案时就不这样认为了。在现代病理学的教材中确实有相当一部分的篇幅是留给消化系统的。但在对病情分析时，很少有将疾病所表现出来的症状与消化系统功能的正常与否联系起来的。消化系统所表现出来的一些症状常被归纳为与疾病同时存在的症状，甚至是与这些疾病共存的一些指标。化验、检测、造影的各种指标往往被直接用来解释成疾病症状产生的原因。我们有没有注意到，实际上化验、检测、造影等本身就是我们能够直接或间接观察到的结果，是深层身体功能问题所反映出来的表象，并不是疾病形成的原因。

所幸的是，科学就是科学，在没有弄清问题本质或起因之时，科学家坦诚地承认，问题并没有解决。因此，在病理学的教科书中，绝大多数的疾病都会被标注为：发病原因不明。

　　那么，我们前面在古老中医理论指导下推导出来的发病原因（也是病理学的发病轨迹）是否正确、是否合乎逻辑呢？我们知道，人对自己周围事物的认识是从对事物的观察而得到的。在大量的观察基础上，人开始对事物产生认识，了解事物的产生、发展、直至终结。久而久之，人便对这一事物有了感性认识，初步认识了该事物的规律，也就是说上升到了理论的层次。那么这一理论是否正确呢？检验它的标准是将它应用到实践中去，看它能否有助于解释这一类的事物，并对该事物的未来有着前瞻性的指导。也就是说我们通过观察或实验得出理论，再用理论来指导未来的实践。前面我们利用古老中医理论推导出来的病理是否正确呢？在现阶段，因为缺少较为系统的大量的统计学研究，我们只能从逻辑的角度推导疾病的发病机理，能否有大量的证据来支持它则需要将来大量的研究，重新还原客观现象的客观规律。

　　下面我们以这种推导出来的病理逻辑试着分析一种疾病。

　　首先我们来看"偏头痛"。下面是我们能够观察到的对偏头痛的描绘。

　　偏头痛是一种原发性头痛疾病，以反复发作的中度至重度头痛为其特征。较为典型的头痛常会偏于头部的一半，头痛随脉搏跳动而呈现跳痛，症状持续数小时至三天。并发的症状可能包括恶心、呕吐以及怕光、惧声，且对气味过敏。体力活动通常会使疼痛加重。多达三分之一的人会有先兆，如短暂的视觉障碍，这预示很快就会发生头痛。有时，虽然有先兆但很少或没有头痛。

　　从介绍中可以看出，偏头痛是一种比较常见的疾病。但在现代医学中，偏头痛的发病机制及原因尚不清楚。遗传因素及激素的影响或许只能解释一部分与偏头痛相关的原因，有一些问题却不能用遗传及激素来解释。例如怀孕期间为什么风险会降低？为什么男性在小时候比女性患偏头痛风险高，而到了成年女性又反过来比男性的风险高？如果这些都可以用激素的变化来解释的话，那激素的变化又用什么来解释呢？

　　神经能够感觉到疼痛，这一点应该是毫无疑问的。但是神经是在受到什么因素的刺激下，或在什么情况下才感到疼痛的呢？为什么有的时候感觉痛而有时候就感觉不到痛呢？再来看血管之说。一般说来血管本身感觉不到太多疼痛，疼痛来自血管的某些变化而引起的神经感觉。如果说这是因为血管所产生的变化，那血管究竟产生了什么变化呢？说到底，对于偏头痛的发病原因现代医学并不是很确定。记得大约二三十年前，有一次开车听广播（NPR美国公共广播台）曾听到一位医生讲有人提出偏头痛可能是因为供血不足所导致的假说，并大胆提出手术治疗的方案。具体做法是将一根人造血管连接在心脏动脉上，让心脏直接将新鲜血液泵入脑部，从而改善脑部的供血。但最终因为手术难度过高，这一方案便被放置一边。现在看来，抛开手术的难度不说，仅就偏头痛的病因是因为脑供血不足这一点的假设却是值得考虑的。

供血的假设是新发现吗？可能不是。清代医家唐宗海在其所著《血证论》中曾引《黄帝内经》之言，并继续阐发认为"诸风掉眩，皆属于肝。肝血不足则生风，风主动，故掉眩。失血之人，血虚生风者多……头晕、痛虽是两病，失血之人，往往兼见二证。由于血虚，则风动而晕，火动而痛。"在中医教科书中也曾有这样的记述"血虚脑髓失养"。此外，20世纪80年代出版的《中医内科学》一书中也有对头痛的分析，该书将头痛分为外感头痛与内伤头痛，在内伤头痛一节中又将内伤头痛继续分为"肝阳头痛""肾虚头痛"和"血虚头痛"。

如果我们结合本书前面的讨论，将血虚、血热、血瘀以及关于气（生命力的鼓动以促进循环）的运行等与现代医学对偏头痛的描述及总结联系起来看的话，或许我们能够隐约地看到这里面的些许联系。首先，偏头痛的病因之一很可能是血虚，现代医学中也觉得神经和血管或许有问题。如果更直白地说就是头部的供血不足，这一点现代医学也认同。如果这一点已被确定无疑的话，血液的充足与否（血液的量的问题），鼓动血液循环的力量（从中医角度看就是"气"是否足），血液循环的好坏（是否存在血瘀的问题），血液中所携带的养分是否足够（是否有血热的现象），血管的通畅与否，神经的敏感度等都会成为应该加以考虑的问题。下面这张图可能有助于了解偏头痛症状的发病原因。

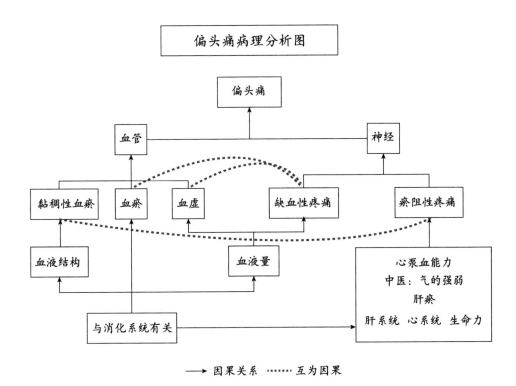

从图中可以看到，如果大部分偏头痛的发病原因都或多或少地与供血有关，那么血管与神经的问题也都与供血有着千丝万缕的联系。血管或因血液量偏少加之鼓动能力较差而产生供血的问题。神经则有可能因为长期缺血而缺乏足够的营养，或因血液本身不能携带足够的营养而处于被中医称为血虚的状态，从而产生疼痛。再往下追溯，血虚（血液量的问题）的形成主要是由于消化系统的功能不全或衰败。血瘀则至少有两种可能，一种是因为推动血液的力量不足，造成血液流动缓慢，或血管中心区域较好而周边较差；另一种则可能因为血液过于黏稠，流动困难。参照我们前面讨论的内容，无论属于哪一种情况，消化系统功能的问题总逃脱不了干系。

关于血瘀，或者循环的问题，现代医学多从结构方面入手，先看结构方面是否有问题。如果结构没有问题，那就是其他方面的问题了。那么结构的问题是否会影响到功能呢？回答是肯定的。如果反过来，功能的问题是否会造成结构的改变呢？回答就不那么肯定了。因为有些功能性的问题在一开始的表现极为不明显，因此往往会被忽视。在这种积少成多的过程之中一旦达到了多的程度，也就是现在人们常说的"临界点"时，一些检验便会通过数据警告我们，结构也可能因此而产生变化。而在中医的诊断中，血液循环如果较差则会被诊断为"瘀"。这里面除了包括心脏对循环的作用之外，还有"气"的作用（气虚则不能鼓动血脉，形成血瘀），以及肝郁造成的"瘀"（与人的情绪有关）。

从我们前面讨论过的诸多疾病来看，偏头痛也与前面的讨论有着许多的相似之处。血虚是偏头痛比较突出的特点，因为血液的量少而导致对头部的供血不足，从而出现头部肌肉、筋腱与神经的营养缺乏。而血虚的根本原因则是消化系统的问题。血瘀的问题正如我们刚刚谈到的那样，如果是因为生命力较弱（气虚）的话，支持生命力的根本也离不开血液的充盈与否。一般来说，血液的量足，生命力（气）便呈现充盈之势，反之亦然。这也就是我们为什么总是看到年轻人朝气蓬勃、精力充沛，而老年人则往往是暮气沉沉、萎靡不振，气血使然也。而气血所赖以存在的根本又是人的消化系统，离开了消化系统，气血则无以生发，人体各系统就谈不上发挥其正常功能了。

尚未结束的结束语

从霍金所患的疾病谈到人的血液，又从人的血液引出血液量的概念，继而派生出血虚，血液的pH值（血热），血液的流动循环等医学概念问题的讨论。由于人血液的循环靠的是心脏的搏动，因此又展开了一波关于心脏为什么搏动的讨论。通过对心脏的讨论，我们又在讨论中加入了生命力（中医所说的"气"）的元素，并通过讨论质疑了现代医学生物学中忽视了生命力的问题。当我们把讨论引入到人体功能系统时，我们着重指出了消化系统的重要性。为了印证消化系统在人体中的重要地位，我们对许多现代医学认为比较棘手的疾病进行了分析。

分析的结果将绝大部分致病的原因指向了人的消化系统。如果人的消化系统出了问题，有可能在以下几个方面表现出来。

1.肠胃及小腹的不适。消化系统在胃腹部的表现或有胃腹部疼痛，或胃腹部胀气，或反酸烧心。这些都直接反映出人的消化系统有问题，但具体是什么样的问题则有待于进一步的研究。

2.营养不良。消化系统功能衰败的外部体现之一是人的营养不良。有人可能食欲很差,对食物不感兴趣或厌食;有人则食欲极强,来者不拒,但怎么吃都不长肉,并可能伴随各种莫名其妙的症状。

3.肥胖症。前面的讨论已经有许多数据将消化系统的问题与肥胖症联系在一起。虽然我们的讨论是从某些特定类型的饮食入手,但分析的结果无一不是将肥胖症的罪魁指向人的消化系统。消化系统的衰败也直接或间接地导致了许多现代的"文明"疾病。

4.许多特定的慢性疾病。几乎所有的慢性疾病发病原因都离不开消化系统功能的衰败,甚至有些被认为是先天性或遗传性的疾病也与消化系统的功能脱不了干系。很有可能消化系统功能的强弱会成为治疗许多慢性疾病的关键所在。

5.一些外因导致的病症。毫无疑问,一些外因如细菌,病毒等会使人染上某些特殊的病症。但从历史的角度来看,任何一次大瘟疫都有幸存者。对这一现象的解释往往是强调免疫功能在起作用。但我们注意到免疫功能的强弱极大地依赖于人的消化系统,脱离了消化系统就谈不上人的免疫功能。

6.衰老。这是一个让人类无可奈何却又不得不面对的问题。人的衰老过程实际上就是消化系统衰败的过程,前面的讨论已经比较详细地列举了多方面的研究结果,让我们比较清醒地认识到了这一点。因而,如果我们想要改善老年人的生活质量,消化系统恐怕是关键中的关键。

人类来到这个星球已经有相当长的历史了,起码我们知道的有文字记载的历史也已经有几千年了。在这漫长的历史道路上我们曾经为了生存而挣扎,为了改变所处的现状而观察并认识这个世界,在这一基础上进行发明创造。人类在科学技术领域所取得的成就有目共睹,但我们对人类本身的认识与了解却仍然相当有限。我们观察到了许多疾病的表现(疾病的症状),化验分析了某些病灶的内容(例如:蛋白状物质的积累,纤维状物质的形成),但我们还远没有弄明白这些物质的形成原因,也就是:为什么?这里面我们可以看到,我们对所患疾病的认识还远远没有达到穷尽的地步,我们仍然需要做大量的,长期性的基础性研究。在这一点上,古人通过长期观察及实践得出的经验会有助于我们少走许多弯路,如果我们安下心来重新温习一下中医古籍,我们就会发现人体与自然之间的互动规律在古代适用,在现代仍旧适用。我想,只要我们仍旧是人类这些规律就会永远适用。最后我想借用李中梓的几句话来作这不是结束语的结束语。

"治病必求于本。本之为言，根也，源也。世未有无源之流，无根之木。澄其源而流自清，灌其根而枝乃茂，自然之经也。故善为医者，必责根本。先天之本在肾，后天之本在脾，脾何以为后天之本？盖婴儿既生，一日不再食则饥，七日不食则肠胃涸绝而死。经云，安谷则昌，绝谷则亡。"